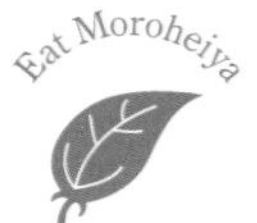

3人の専門家が提案する腸活の新常識

腸活するなら モロヘイヤを 食べなさい

内藤裕二
京都府立医科大学大学院教授
医学博士

平井美穂
平井外科胃腸科クリニック
管理栄養士

吉川雅之
京都薬科大学名誉教授
薬学博士

CROSSMEDIA PUBLISHING

はじめに

「腸活」という言葉が広まったのは、２０００年代はじめからだと言われています。

ちょうどその頃、腸の研究が飛躍的に発展しました。ヒトゲノムの解析が大きなニュースになりましたが、**遺伝子解析技術を用いた研究により腸内細菌の分類が進み、腸内フローラを構成する菌の役割が明らかになってきたからです。**腸活という言葉は、多くの人に腸を意識させ、自ら率先して腸にいいことを学び、予防を実践するブームをつくりました。

私は医師として、病気を治療することはもちろん、多くの人が日頃から予防を意識し、いつまでも健康でいてほしいと願い、メディアや書籍の出版を通じて情報発信に努めてきました。そうしたなかで最近は、みなさんの腸に対する関心の広がりと、腸内環境研究の最新情報とのあいだに開きがあるように感じています。

たとえば、腸にいい食べ物と言えば、誰もが「ヨーグルト」と答えます。「それはなぜ？」と聞くと、「乳酸菌やビフィズス菌をとると腸内環境の改善にいいから」という回答が返ってきます。確かに、それは正しいのですが、そこで知識が止まっている人が多いのです。**ヨーグルトを食べているだけでは、腸内環境は改善されません。**

普段の食事が私たちの腸にどう影響し、腸だけでなく全身の健康にどのように表れるのかは、最新の研究によって日々解明に近づいています。そのなかで、**いま注目されているのは食物繊維です。食物繊維が腸内細菌の「エサ」となり、腸内フローラのバランスを整えるメカニズムが明らかになっています。**しかしながら、日本人の食物繊維の摂取量は国際平均を下回っているのです。

この本では、**3人の専門家がそれぞれの視点から、食物繊維を多く含む食材として、「モロヘイヤ」をおすすめしています。**食物繊維は水溶性と不溶性の2種類があり、腸内環境の改善にはどちらも必要ですが、モロヘイヤなら水溶性と不溶性の食物繊維をバランスよくとることができます。そして、栄養価が非常に高く、現代人に欠乏しがちなビタミンA（β-カロテン）、ビタミンB群、ビタミンE、マグネシウムなどの含有量は、ほかの野菜を圧倒します。

つまり、**モロヘイヤは腸活にいいだけでなく、さまざまな健康効果が期待できる「スーパーフード」なのです。**

人生100年時代を迎えようとしているいま、健康寿命を支えるのは腸であると言っても過言ではありません。腸を知り、腸内環境を整え、腸内細菌を育てていく——。この本を読んで腸にいい習慣を手に入れ、継続して取り組んでいただけることを願っています。

京都府立医科大学大学院教授、医学博士
内藤裕二

PART 1 なぜ、腸活に「モロヘイヤ」がいいのか

京都府立医科大学大学院教授
医学博士　内藤裕二

PART 2

スーパーフード「モロヘイヤ」を毎日の食生活に取り入れよう！

平井外科胃腸科クリニック
管理栄養士　平井美穂

PART 3

簡単！　おいしい！「モロヘイヤ」を使った腸活レシピ

平井外科胃腸科クリニック
管理栄養士　平井美穂

PART 4 調査研究でわかった！「モロヘイヤ」のすごい健康効果

京都薬科大学名誉教授
薬学博士　吉川雅之

COLUMN

PART
1

なぜ、腸活に「モロヘイヤ」がいいのか

内藤裕二

京都府立医科大学大学院教授
医学博士

腸からの危険シグナルを見落としてはいけない

私が専門としている「消化管」とは、口から肛門まで続く器官全体を指します。消化管は口に入れた食べ物を消化して栄養素に分解し、その栄養素を血液中に吸収させます。そして、もうひとつ大切なはたらきがあります。それは消化せずに残ったものを排泄することです。

腸は消化を担う胃と排泄を行う肛門とのあいだにある臓器で、小腸と大腸で構成されています。**食べ物の通り道であり、栄養を吸収する役割**があります（図表1－1）。

多くの人は、便秘や下痢でお腹の調子が悪いときに初めて腸を意識します。しかし、便秘や下痢で不調を感じても、病院を受診する人はあまりいません。これは医療に従

図表1-1 消化管と腸

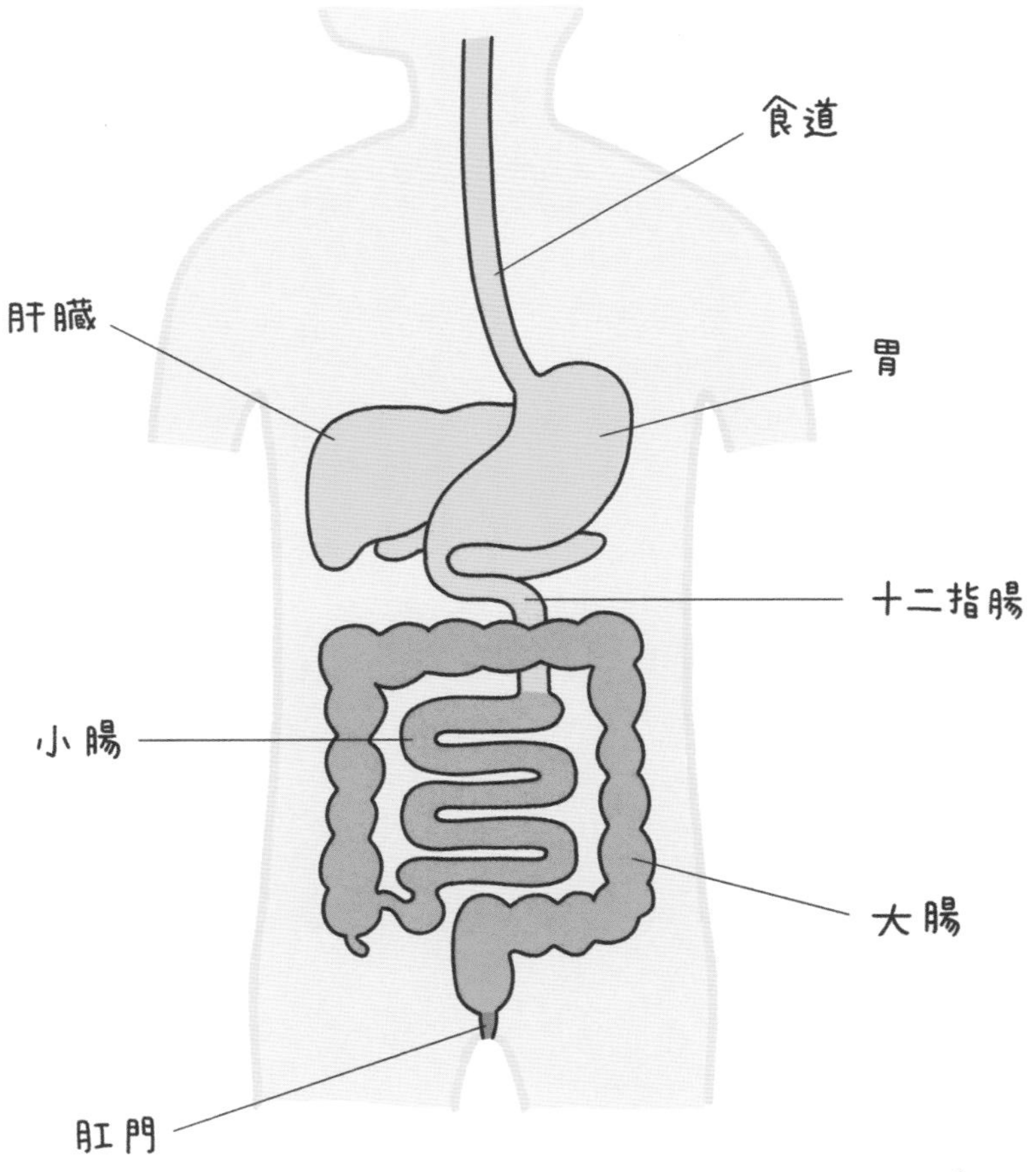

事する側にも反省すべき点があります。
手術を伴うような急病の患者さんへの対応を優先しがちなのと、近年、優れた薬が登場して腸の不調の改善に効果を発揮していることから、お腹の不調があっても本質的な原因まで突き止めようとしないのです。そのため、医師と患者さんとのあいだには、次のようなズレが生じてしまうことがあります。

患者「先生、お腹の調子が悪いのですが……。でも、思い当たる原因がありません。大丈夫でしょうか？」
医師「それはたぶんストレスですね。とりあえず、お薬を出しておきましょう」

そして、薬で症状が一時的に改善すれば、同じようなお腹の不調を感じても病院には行かなくなり、市販薬で対処する人が増えていきます。私は、医師として、こうした現状をとても心配しています。
なぜなら、**便秘や下痢といった不調は、生命を維持するために重要な消化管＝腸の活動に何らかの問題が起きていることを知らせるシグナル**かもしれないからです。薬によって、「お通じがよくなった」「下痢が治った」という結果だけでは、腸そのものが抱えている根本的な問題を解決したことにはなりません。

お腹の不調を訴える人が増えている

私がまず、みなさんにお伝えしたいのは、お腹の不調を抱えている人は、とても多いということです。原因のほとんどは腸そのものに問題があり、そのまま放置しておくと、5年後、10年後に深刻な問題を招く恐れがあります。

たとえば、**便秘を訴えた人のその後を追跡していくと、死亡率や、パーキンソン病などの神経性疾患、慢性腎疾患の発症率が高い**ということが最新の医学研究やデータから明らかになっています。

「便秘の患者さんを放っておいてはいけない！」

私をはじめ、多くの医師が腸と向き合うべきだという危機感を持つようになってきました。同時に、**腸の健康改善に取り組むと、心臓や腎臓などの臓器、さらには脳のはたらき、病気と認識していなかった肌の不調といったものにもいい影響がある**ことがわかってきたのです。

日本人がこれまで腸の健康に意識を向けてこなかった一因として、「日本人は欧米人に比べて腸の病気が少なかった」ことが挙げられます。しかし、日本人の腸の病気は増えています。

たとえば、日本人の死因の第1位であるがんは、生涯のうちに2人に1人がかかる、まさに国民病です。なかでも大腸がんになる人は、年々増加していて、女性の部位別がん死亡数では最も多くなっています。大腸がんは早期発見できれば、早期治療により完治できる治癒率の高いがんなのですが、初期症状がわかりにくく発見が遅れることで、死亡率を高めています。

大腸がんの自覚症状には、お腹が張る、下痢と便秘をくり返すなどがあります。つまり、**「お腹の調子がおかしい」は、決して軽視できない腸からのシグナル**なのです。

こうした腸の病気が日本でも世界同様に増えている要因としては、食生活の変化が指摘されています。大腸がんのリスクファクター（危険因子＝病気の発生や進行の原因となる要素）は、食生活の欧米化です。

一方、**大腸がんの予防効果が期待されている食生活として「食物繊維と野菜・果物の摂取」**が挙げられています。欧米に比べアジア・アフリカでは大腸がんの発生率が低いことから、主食である穀類や豆類などに含まれる食物繊維が注目されています。また、野菜や果物を多くとることによる大腸がんの予防効果は、疫学研究でも多くのデータがあります。

食物繊維は、肝臓でコレステロールからつくられる胆汁酸と腸管内で絡まり排泄されます。食物繊維と胆汁酸はどちらも不足すると便秘を発症してしまうのです。

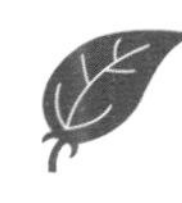

腸は第二の脳、人生の幸せは腸が握っている

世界的に増えている腸の病気に「過敏性腸症候群」があります。これも便秘や下痢などの便通異常を伴う疾患です。しかし、大腸や小腸を検査しても腫瘍や炎症などの疾患は認められず、腹痛や腹部の不快感などの不調に悩まされます。

過敏性腸症候群は、日本でも増加しています。有病率は、人口の10～20％と考えられ、20～40代の現役世代に多く、日常生活への影響が大きな病気です。症状は、下痢と便秘をくり返す複合型のほか、男性は下痢型が多く、女性は便秘型が多い傾向にあります。

過敏性腸症候群の原因は、過度の緊張やストレスです。

病気でなくても、ストレスを感じると下痢や便秘などの便通異常を生じます。これは脳がストレスを感じると、自律神経を介して臓器に抗ストレスホルモンの分泌を促すからです。このとき、抗ストレスホルモンに腸も反応し、ストレス刺激に対して誤動作を起こし、腸内環境のバランスが崩れ便通異常が引き起こされてしまうのです。

かつて医学・科学では、「脳が臓器を支配する」と考えられていました。実際、脳に由来する自律神経のはたらきで臓器は制御されています。ところが、近年の研究では、消化管の臓器はそうではないことがわかってきたのです。脳に由来する自律神経のはたらきによる消化器の機能制御は限定的で、とくに過敏性腸症候群は、脳のはたらきを制御する治療では克服できなかったのです。さらに、**消化管由来の信号が脳機能を左右していることがある**こともわかってきています。

実は、腸の大部分は筋肉なのですが、その筋のあいだには1億個もの神経細胞があります。脳の神経細胞は約150億個あるので、はるかに少ない数にはなるのですが、脳に次いで2番目の多さです。そのことから**腸は「第二の脳」とも呼ばれています。**腸の神経細胞は、脳の指令を受ける以外にも、腸管神経系と呼ばれる独自の指示系統を持ち、脳からの指令がなくても活動しています。さらに情報を処理して、脳に伝達することもできるのです。

そのため、腸内環境のバランスが崩れると、ストレスによる脳の指令に過剰に反応し、新たなストレスを脳へと伝達してしまいます。こうした**脳から腸へ、腸から脳への、互いに影響をおよぼし合う関係を「脳腸相関」と呼びます。**過敏性腸症候群は、腸そのものが感じたストレスを脳に異常伝達することで、ストレスの悪循環が起きることも要因なのです。

食生活の変化や腸内環境のバランスが、腸の病気をはじめ心身の健康とも関係しています。いま感じているちょっとした体の不調は、腸に原因があるかもしれません。

また、**将来の健康不安を予防するうえでも腸の健康を意識することが大切**です。人生100年時代を迎えるなか、多くの人が腸活に関心を持ち始めたことに、私は幸せな人生を送れる人が増えることを期待しています。

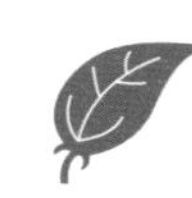

空前の腸活ブーム、期待できる健康効果は？

ここ数年は腸活が雑誌やテレビ、インターネット、SNSなどでも紹介されるようになり、空前のブームになっています。幸せな人生を送るための腸活を始めるにあたり、腸活にはどのような健康効果が期待できるのか。大きく3つに分けて紹介します。

①免疫力が上がる

2020年から3年以上にわたるコロナ禍は、多くの人の健康に対する意識を高めました。なかでも、病気になってからの治療と同じくらい、病気にならない、病気になっても悪化させないための「免疫」の大切さは身に染みて感じたのではないでしょうか。

免疫機能を担っているのは、体内の免疫細胞たちです。外部から侵入してきた病原体などを認識して排除することが大きな役割です。この**免疫細胞たちの約7割は腸に存在**します。免疫細胞を鍛え、活性化させ、免疫力を高めているのが、腸内に住む腸内細菌なのです。腸活によって腸内環境を整え、腸内細菌を活性化させることで、「免疫力が上がる」ことが期待できます。

②ストレスを軽減する

ストレスが腸に悪い影響を与えることを紹介しましたが、腸のはたらきはストレスの軽減にも役立ちます。

脳内の神経伝達物質のひとつであるセロトニンには、神経伝達物質であるドーパミン(喜び、快楽など)やノルアドレナリン(恐怖、驚きなど)などをコントロールし、脳の興奮を鎮静させ、精神を安定させるはたらきがあります。セロトニンが脳内で正常に作用すると、前向きな気持ちを保ち、幸せを実感し、健康に過ごせると言われています。そのため、**セロトニンは「幸せホルモン」とも呼ばれています。**

セロトニンは、脳だけでなく、腸でも分泌され、腸を動かす役割を担っています。そのため、便秘により腸の活動が鈍るとセロトニンが大量に分泌され、その影響で脳内のセロトニンの分泌が不足し、ストレス増加の要因となってしまうのです。

腸活により腸の健康を保つことは、脳と腸とのセロトニン分泌のバランスを正常化させ、ストレスの要因を軽減させます。

③アンチエイジング

「アンチエイジング」と聞くと美容の一種と思われるかもしれませんが、**アンチエイジング＝抗加齢は、現代医学が取り組む大きな研究課題**のひとつです。とくに超高齢社会に突入した日本では、人生１００年時代の健康やＱＯＬ(Quality of Life：生活の質)維持の実現のために必要な予防医学として注目を集めています。

後述する京都府京丹後地域は、１００歳以上の長寿の方(百寿者)が多く、みなさん元気に暮らしています。私が所属する京都府立医科大学では、健康長寿の秘訣を解明するため、継続した調査研究を続けてきました。そして、**百寿者の暮らし方や腸内環**

境に長生きの秘訣があることがわかってきました。

また、便秘が続くと肌が荒れることを経験的に感じている人は多いと思います。一方で年齢のわりに肌つやがよく、生き生きとした見た目の人に驚いたこともあるでしょう。見た目の若さ、つまり、**抗加齢を実現している人は「腸年齢」が若い**と言えます。

こうした腸活の効果はどのようにして得られるのか。次にその理由と実践方法を見ていきましょう。

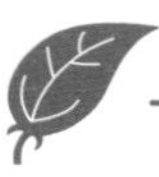

腸活のカギを握る「腸内フローラ」

●腸にいい食べ物はヨーグルトだけ？

腸活という言葉が一般化する前から、腸にいい食べ物への関心はとても高いものでした。とくに日本人が好んだのがヨーグルトです。いまでも、「あなたにとって腸活とは？」と質問すれば、「ヨーグルトを食べること」と答える人がたくさんいます。さらに、「それはなぜか？」と質問すれば、「乳酸菌やビフィズス菌が腸にいい」という答えが返ってきます。こうした健康知識を幅広い年齢層が持ち、日々の食生活に活かしていることは、医師として感心します。

しかし、そこから先は少し怪しくなってきます。「菌が腸にいいとはどういうことか」と質問すると、「ヨーグルトを食べると悪玉菌を減らして善玉菌を増やすから」と言います。さらに、「なぜ？」と聞くと、「うーん……」と答えに窮する人がほとんどです。

これは意地悪で質問しているのではなく、せっかく健康的な生活習慣として食事と腸の関係を意識しているのだから、より正確で、より最新の知識へとアップデートしていただきたいのです。

腸内の菌とは、そもそも何か。少し順を追って説明していきましょう。

●「善玉菌」「悪玉菌」という概念はもう古い？

「微生物」という言葉があります。これは「小さい生物」という意味です。寄生虫、カビ、酵母、細菌、ウイルスなど多くの種類がありますが、これらを総じて微生物と呼びます。私たちが普段「腸内の菌」と呼んでいるのは、腸内にいる細菌のことです。

腸内細菌に関する研究の歴史は古く、17世紀にさかのぼります。「微生物学の父」と呼ばれるオランダの科学者で、商人でもあったレーウェンフックが趣味でつくった顕微鏡を使い、人間の便のなかにいるさまざまな微生物の分類を行ったのが最初と言われています。

やがて、19世紀になると学者たちの研究によって細菌学の基礎が整い、大腸菌やビフィズス菌、乳酸菌などが発見されます。20世紀になると老化に関連する有害菌の存在が知られるようになり、それを駆逐する乳酸菌に注目が集まります。そして、乳酸菌が多く含まれるヨーグルトがヨーロッパの食卓に広がっていったのです。

さて、腸内細菌について本格的な研究が進むのは、第二次世界大戦後の１９５０年代からです。この頃から、人間の腸内に存在するさまざまな細菌に注目した「腸内細菌叢（そう）」の研究が飛躍的に発展します。「叢」とは草むらの意味です。「腸内フローラ」とは腸内細菌叢の英語名を訳したもので、「フローラ」とは「お花畑」のことです。

腸内フローラの研究では、日本の農学博士・微生物学者である光岡知足（ともたり）博士が腸内細菌学の先駆者として世界でも知られています。「善玉菌」「悪玉菌」という言葉は、光岡博士による命名とも言われています。１９７０年代前半のことです。

つまり、**多くの人が腸活を意識したときに思い描く「ヨーグルトを食べてお腹の善玉菌を増やす」という知識は、ほぼ50年前の最新情報**と言えます。そこから腸内細菌の研究は現在までつながっているのですが、少しアップデートをしてみましょう。

●見えてきた腸内フローラの実態

人間の体には、約１００兆個の細菌が常在していて、総量は１～２kgに達するそうです。それらの細菌の約90％が消化管に生息しています。21世紀になり、遺伝子の解析技術が飛躍的に発展すると、腸内フローラの研究からさまざまなことがわかってきました。

消化管は口から肛門までの器官だと冒頭に申し上げました。細菌は、そのなかに一様にいるわけではなく、それぞれの暮らしやすい場所を選んで定着しています。外気に触れる口腔内や胃酸のある胃、十二指腸では少なく、小腸下部から増え、大腸ではその数が飛躍的に増加します。**大腸内と排出された便の細菌叢は同様なので、われわれ研究者は、便をサンプルに腸内細菌を調べます。**

人間の全身をつくる細胞の数は約60兆個です。実は、腸内細菌の数はそれよりも多いのです。人間の遺伝子は約2万～2万5000個で、腸内細菌が持つ遺伝子は100万個とも200万個とも言われています。それらが何を生み出し、私たちの体にどう影響しているかはまだ研究段階です。

●腸内フローラの多様性こそが健康の源

腸内フローラのバランスを調べ、人の疾患と照らして検証してみると、**動脈硬化、糖尿病、肥満、炎症性腸疾患、リウマチ、アトピー性皮膚炎、うつ病、パーキンソン病などに関連**していることが明らかになっています。さらに、胃腸の病気、肺などの呼吸器の病気、がん、寿命に関して、腸内フローラから病気の発症を予測できるのではないかという研究も始まっています。胃がんの原因としてピロリ菌が突き止められ、早期発見と早期治療が可能になったように、さまざまな病気の原因となる細菌の解明が進むことに期待が寄せられています。

最近では一般の方でもビフィズス菌の細かな種類を覚えて食品を選ぶ人もいます。専門家でも舌を巻くような知識の持ち主です。でも、研究者が注目しているのは、腸内フローラそのものなのです。

昔で言うところの「善玉菌」のような、何か特定の細菌が多ければいいのではなく、腸内フローラは「多様性」が重要です。**さまざまな腸内細菌がバランスよく調和を保っている状態が、私たちの健康には欠かせません。**多様性という新たな視点で腸内フローラの研究が進んだことで、腸内細菌のはたらきに関する認識も変わってきました。

いわゆる「善玉菌」と呼ばれてきた細菌には、腸に入ってきた食べ物を「発酵」させ、代謝物として短鎖脂肪酸を生産するはたらきがあることがわかっています。主な短鎖脂肪酸には、酢酸、プロピオン酸、酪酸の3つがあり、私たちの体内でさまざまな作用をしています。

短鎖脂肪酸は、腸管を弱酸性に保ち、いわゆる「悪玉菌」が出す酵素のはたらきを抑制

していると考えられています。腸内環境を健全に保ち、健康維持や老化防止に関係しているのです。

こうした腸内フローラから見た腸内細菌それぞれの役割をとらえていくと、従来の「善玉菌」は、短鎖脂肪酸などの人の体に有用な成分をつくり出すことから「有用菌」と呼ばれるようになりました。また、従来の「悪玉菌」は、発がん物質など人の体に悪い成分や不要な成分をつくり出すことから「悪用菌」、従来の「日和見菌」はその役割も未解明なため「中間菌」と呼ばれるようになっています。

プロバイオティクスとプレバイオティクス

おもしろい研究があります。私たちは便をサンプルに腸内フローラの状態を観察しますが、なかには遺跡の発掘現場から出土した古代人の便をサンプルに研究している人もいます。細菌のDNAが残っていれば、古代人の腸内フローラが見えてくるわけです。

そうした古代から現代までの人間の腸内フローラを見ていくと、時代の変遷だけでなく、自然豊かな環境での生活に比べ、**生活環境が都会に近づくほど、腸内フローラの多様性は失われていることがわかった**のです。つまり、最先端の安心安全な現代社会の都会で暮らす人より、古代人のほうが「健康なお腹」を持っていたのです。

古代人の生活については専門外ですが、いまの私たちのようにほしい食材を十分に集め、気に入った食事を通年食べることは叶わなかったことは想像できます。身の回りのもの、季節のもの、さまざまなものを栄養源にして生き延び、その命を私たちへとつなげてくれたのです。

飽食と言われる都会の食生活は、腸内フローラから見れば単調なのかもしれません。ただし、がんばっていろいろなものを食べたからといって、そのすべてを栄養にできるわけでもないのです。たとえば、消化管から細菌を取り除いた無菌マウスに脂肪を与えても、脂質の吸収は十分ではありません。肉を食べれば筋肉がつくような単純な話ではないのです。

牛や馬などの草食動物は牧草だけでも大きな体に育ち、力強い筋肉が発育します。しかし、人間は牧草だけではほんの数日で飢餓状態になってしまうでしょう。

草食動物も私たちと同じ哺乳類です。食材に含まれるブドウ糖をエネルギーにします。人間の場合、お米を食べれば、アミラーゼという消化酵素がお米のなかのでん粉からブドウ糖を切り出してくれます。草食動物の場合は、食物繊維の成分であるセルロースから切り出されたブドウ糖をエネルギーにしているのです。しかし、これは人間にはできません。

なぜなら、セルロースからブドウ糖を切り出しているのは、草食動物の胃のなかに定着した細菌たちだからです。その細菌を人間は持っていません。草食動物が繊維の多い植物をたくさん食べるのは、自分たちの体のなかにいる細菌たちにエサを与えるためでもあるのです。

少し、腸活とヨーグルトに話を戻しましょう。東西を問わず、腸にいいヨーグルトや乳製品を食べようという考え方は、「プロバイオティクス」と呼ばれます。「プロ＝共に」「バイオシス＝生きる」が語源とされる言葉です。これは抗生物質が、その抗菌性の強さから人間にとって有益と思われる菌まで減らしてしまうことへの反省から生まれました。細菌はもともと人間の体に共生していましたが、あらためて人間から細菌との共生を考えようとしたのです。

プロバイオティクスは、生きたままの有用菌を外から摂取し、小腸や大腸に直接届け、有用菌が優位な環境をつくって悪用菌の活動を抑えることで腸内環境を整えようとする考え方です。現在では乳酸菌など、適正な量を摂取したときに有用な効果をもたらす生きた微生物のことをプロバイオティクスと呼ぶようになりました。

これに対し、腸内フローラの環境の多様性に着目したのが、「プレバイオティクス」です。プロバイオティクスが細菌などの微生物を示すのに対し、「プレ＝先だって」の意味を持つ**プレバイオティクスは、「細菌のエサ」を摂取して、もともと人間の腸内にいる細菌たちを育て、腸内フローラの多様性とバランスを整えようという考え方**です。

プレバイオティクスのような発想は、腸内環境と腸内細菌に関する長年の研究から生まれた成果であり、新時代の「腸活」だと言えるでしょう。

食物繊維は腸内細菌のエサ、水溶性と不溶性の2種類がある

では、腸内細菌はどのようなものをエサとしているのでしょうか。それは食物繊維

です。

食物繊維は、一般の方にもなじみがあり、「お腹の調子を整える」「便秘を予防する」などの効果を期待しながら、食物繊維が豊富に含まれる食材を探す人もいるでしょう。広く健康に有益と認識されている食物繊維が、腸内細菌のエサになるというのはどういうことなのか。詳しく見ていきましょう。

そもそも**食物繊維は五大栄養素（炭水化物、たんぱく質、脂質、ビタミン、ミネラル）に次ぐ、「第六の栄養素」**と呼ばれています。しかし、人間の体内には吸収されません。素通りしてしまうのに「栄養」というのは不思議に思うかもしれませんが、食物繊維を必要としているのが腸内細菌なのです。あなたがスーパーマーケットで、食物繊維が多そうな野菜を探しているとき、それは腸内細菌の食事の準備をしていることでもあるのです。

食物繊維には、水に溶ける「水溶性食物繊維」と水に溶けない「不溶性食物繊維」とに大別されます（図表１－２）。

水溶性食物繊維は、水に溶けるとネバネバした形状になり、糖分の吸収を緩やかにし、食後の血糖値の上昇を抑えてくれます。また、余分なコレステロールを吸着し、血中コレステロールを低下させたり、便をやわらかくしてスムーズな排便を助けたりします。水溶性食物繊維のネバネバにはさまざまなはたらきがあります。さらに**ビフィズス菌などの有用菌を増やしてお腹の環境を整える**はたらきもしてくれるのです。

不溶性食物繊維は、水に溶けにくいのですが、腸内で水分を吸収して大きく膨らみ、かさを増します。これにより**腸を刺激して便を送り出す「ぜん動運動」を活発にさせ、排便を促進**させます。有害物質の速やかな排出を助けてくれるのです。

食物繊維の多くは、単糖(それ以上、分解されない糖)がたくさん結合した多糖類ですが、人間の消化酵素では分解されないため、水溶性であれ、不溶性であれ人体を素通りして排出されます。そのため、エネルギーにはなりません。

人間にとっては、まったく不要なものに思える食物繊維は、大腸の腸内フローラによって分解されます。このとき、有用菌と悪用菌とでは食物繊維の分解に違いがあります(図表1－3)。

いくら食物繊維を摂取しても悪用菌に食べられてしまっては、腸内環境を悪くする

図表1-2 水溶性食物繊維と不溶性食物繊維のはたらき

水溶性食物繊維

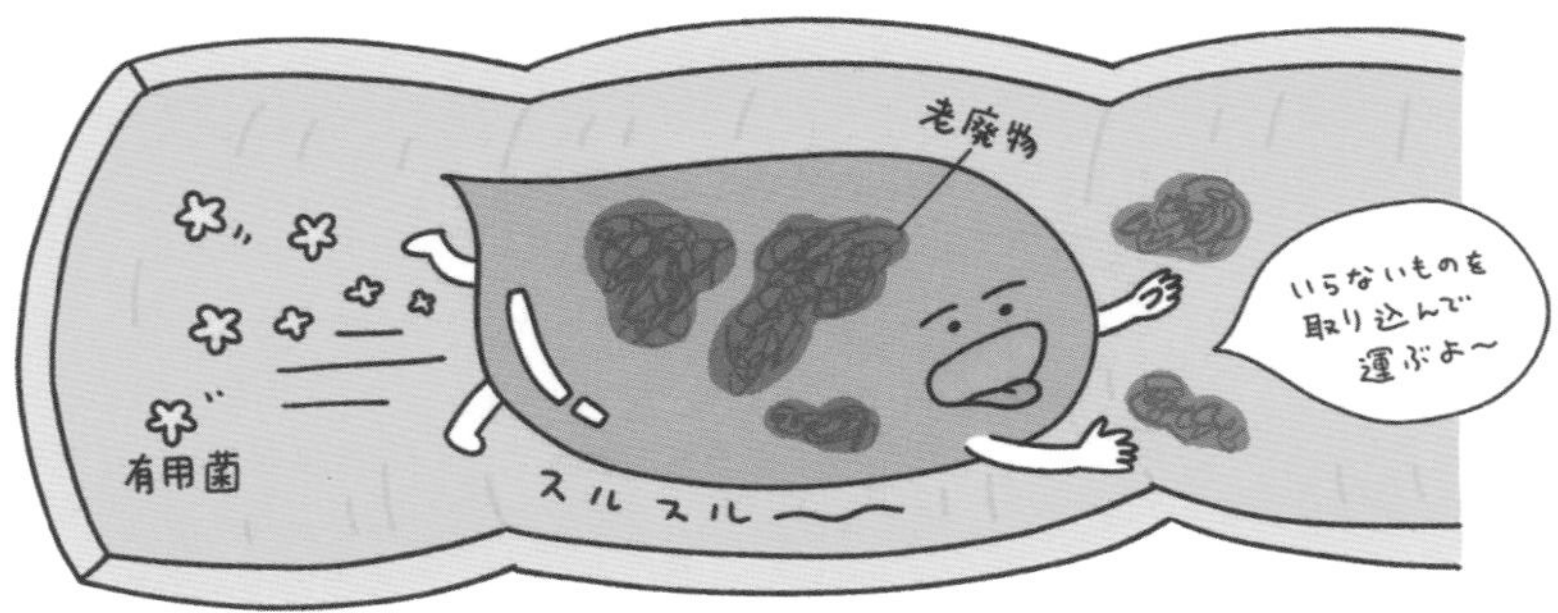

便をやわらかくしてスムーズな排便を助けたり、
有用菌を増やして腸内環境を整えるはたらきがある

不溶性食物繊維

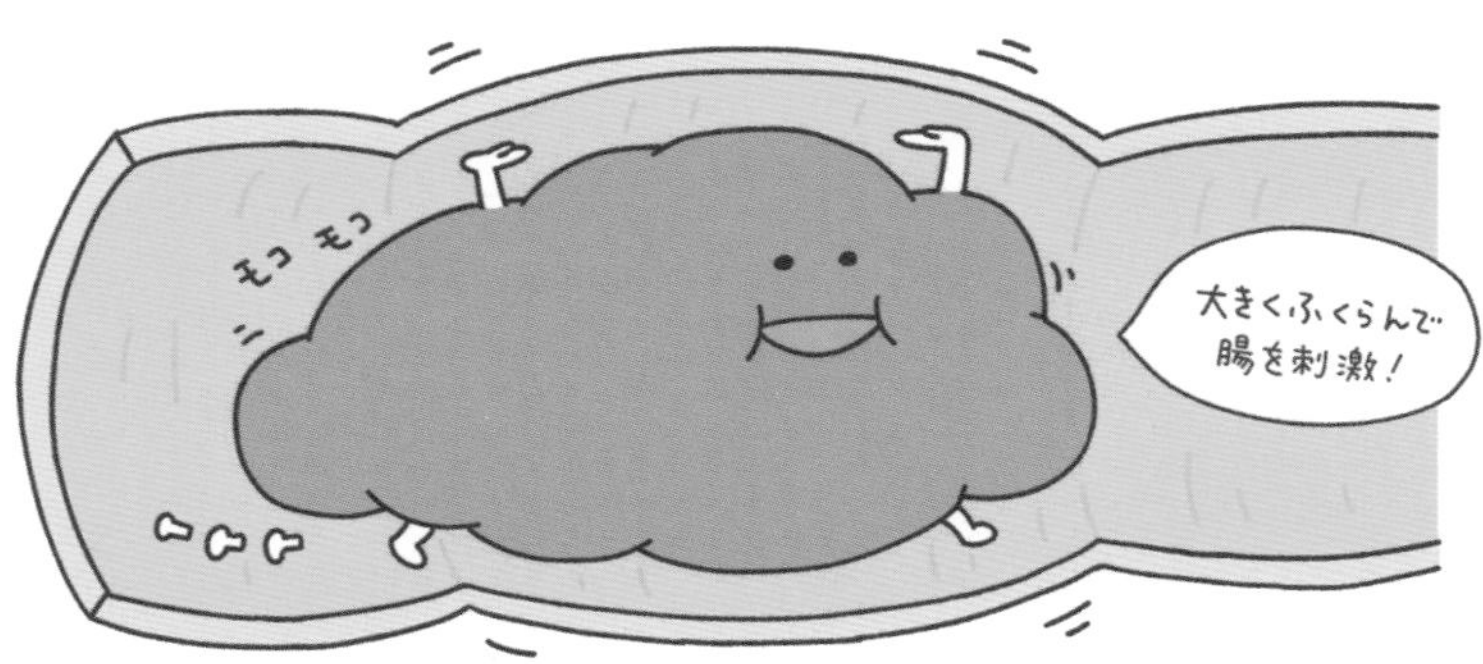

水分を吸収して大きくふくらむことで腸を刺激し、
排便を促進するはたらきがある

図表1-3 有用菌と悪用菌による食物繊維の分解の違い

有用菌	有用菌による食物繊維の分解を「発酵」と呼びます。「発酵」により短鎖脂肪酸（酢酸、プロピオン酸、酪酸）が産生されます。短鎖脂肪酸は、大腸粘膜上皮の栄養源になる、腸内を酸性に保つなどのはたらきをします。腸内が酸性に保たれると、悪用菌の増加を抑制し、有用菌が有利な環境を整えます。
悪用菌	悪用菌による食物繊維の分解を「腐敗」と呼びます。「腐敗」によりたくさんの有害物質が発生します。有害物質の増加は、便秘や下痢などの便通異常や免疫力の低下を招きます。悪用菌が有利な腸内はアルカリ性に傾き、有用菌が減少します。このバランスの不均衡により、健康を損なっていきます。

ためのエサにしかならないと思う人もいるかもしれません。私たちは食物繊維以外にも五大栄養素をはじめ、さまざまな栄養を摂取しています。その栄養バランスにより、腸内環境を有用菌が好む酸性か、悪用菌が好むアルカリ性かに傾くことで、食物繊維を摂取したあとの明暗が分かれます。**腸内に動物性たんぱく質が多く存在すると、腸内環境がアルカリ性に傾き、悪用菌が増えやすくなってしまう**のです。

中間菌は、有用菌と悪用菌のどちらか優勢なほうになびく菌ですが、三者のなかで最も数多く存在します。日頃から中間菌が有用菌になびく腸内環境を整えるためには、動物性たんぱく質が過多にならない食事を心がけ、そのうえで食物繊維の摂取を意識することが大切です。**腸活は、腸内環境のなかで有用菌を育てること**だと理解し、腸内フローラをイメージしながら行うといいでしょう。

最新の研究結果からわかった食物繊維が健康にいい理由

人生100年時代においては、どのようにして健康寿命を延ばしていくかが重要になってきます。いまはまだ病気ではないけれど、何らかの生活改善をしておかなければ、長く健康でいることは難しいと感じている人も多いと思います。それは第二の脳とも呼ばれる腸からのメッセージかもしれません。

ここからは、少し専門的になりますが、私自身の研究から食物繊維と健康に関してわかってきたことをいくつかご紹介していきます。

●食後血糖値の上昇を抑制

血圧や血糖値は、健康観察を続けるうえで身近なデータです。「血糖値が高い」というのは、食後血糖値が下がらない状態が続いていることを意味します。食事をとると血糖値は上昇しますが、健康な人であれば2時間程度でもとに戻ります。これを促すのがインスリンの分泌です。インスリンは血液中の糖を除くように全身の細胞に指令を送る物質です。

過食や早食いなどで、急激な血糖値上昇とインスリン分泌をくり返すと、血糖値を下げる本来のはたらきに支障が生じてきて血液中に糖が溜まるようになり、糖尿病になる危険が高まります。

血糖値の上昇には食事に含まれる栄養素の偏りが大きく影響します。主食に含まれる炭水化物、肉に含まれるたんぱく質、それに脂肪分の多い食べ物などです。どれも必要な栄養素なので食べないわけにはいきません。問題は量とバランスです。

前述したように水溶性食物繊維は、水に溶け、ドロドロになり腸内の脂肪や糖分の吸収を穏やかにします。通常の食生活の食材からとれる食物繊維に加え、食事の際に水溶性食物繊維をプラスして摂取すると血糖値の上昇を抑えることが期待できます。

●コレステロールを低減

コレステロールも身体の活動には欠かせない物質です。70%が肝臓で生成され、30%は食事によって体外からとっています。必要以上のコレステロールの摂取は血管の病気につながり、動脈硬化や心筋梗塞のリスクが高まります。水溶性食物繊維を用いた試験では、コレステロールを低減する効果が認められました。

●空腹感を抑制するダイエット効果

ダイエットの方法は、次から次へと新手法が登場します。肥満を意識し、手軽にできる健康への取り組みを飽きずに続けるためにはいいことだと思います。しかし、腸内環境の研究に携わる者としては、何かを食べない、何か同じものばかりを食べるダイエット法はあまりおすすめできません。

同じものばかりを食べたり、食事量そのものを過度に制限すれば、栄養が偏り、腸内フローラの環境が悪くなってしまいます。体重が減っても健康を損なっては本末転倒です。

食物繊維を取り入れたダイエットでは、食後の腹持ちをよくすることで空腹感を長く抑制し、間食や頻度の高い食事をしたいという欲求を抑えます。実際の研究では食物繊維の摂取により1日の食べる総量や総摂取カロリーを減らすことができました。

また、食べたいのに食べないように我慢するとストレスを感じ、逆に食べたい欲求と戦わないといけなくなります。その点、食物繊維による腹持ち効果は、そもそも食べたいという欲求を抑えているので、メンタル面での健康効果も期待できます。

●便秘の改善

冒頭でも述べましたが、便秘は腸の問題を知らせるシグナルです。本来、定期的な排便で体外に排出される有害物質が体内に留まってしまうことで、肌荒れ、お腹の張り、腰痛、肩こり、頭痛、口臭などの不調に悩まされ、大腸がんの要因にもなりかねません。

便秘は女性ホルモンが影響することから、女性に多い症状です。しかし、ホルモン以外にも、睡眠不足など不規則な生活によるストレス、食事の偏り、知らず知らずの栄養不足などから腸内環境が乱れ、引き起こされることも多いのです。

とくに最近は、**食事量の少なさが便秘の原因として注目されています。**大腸に流れ込む消化物が少ないと十分な量の便がつくれず、腸が刺激を受けないので便を送り出すぜん動運動が活発になりません。

後述しますが、腸内環境の目安となるよい便とは、水分を含み、ほどよくやわらかさがあるものです。そうした便を目指すなら、食物繊維の摂取は不可欠です。実際の食物繊維を使った試験では、排便回数の増加に加え、排便のしやすさも改善しました。

●肌荒れの改善

便秘の方は、肌荒れに悩むことも多いと思います。食物繊維を用いた便秘の改善により肌荒れも解消することが確認されています。このときの便を調べると、腸内フローラでは短鎖脂肪酸の酪酸濃度が上昇していることがわかりました。

肌荒れには、にきびや吹き出物といった症状も含まれます。これらは腸内環境が悪用菌優位になり、腐敗による有害物質が産生され、それらが血液中に入り肌へと送られたために引き起こされたと考えられます。**食物繊維の摂取により腸内フローラが改善し、酪酸が増加すると、肌へ有害物質が送られるのを防ぐ効果が期待できます。**

腸にもあった体内時計、腸内細菌と脂肪が関係している？

睡眠への関心が高まっています。良質な睡眠が心身の健康に重要であることは、医学研究でもわかってきました。さらに、睡眠が腸の健康に影響をおよぼすだけでなく、腸内環境が睡眠に影響を与えていることも明らかになっています。

「体内時計」はご存じかと思います。昼夜の変化に合わせて体のはたらきを調節する機能で、地球の自転による1日に合わせて体内環境を変化させるためのものです。「生物時計」とも呼ばれています。

哺乳類は脳の中心部の下、視床下部にあり、網膜からの神経がつながっています。これにより、昼夜の明暗をとらえ体内時計に伝えているのです。近年の研究で、脳の体内時計だけではなく、腸や肝臓にも体内時計が存在することがわかってきました。

腸と肝臓の体内時計が脳の体内時計とシンクロすることで、私たちは規則正しく生活し、日々回復し、健康で元気に暮らしていけるのです。しかし、体内時計がシンクロしなくなると、人間は体調不良に陥ってしまいます。

最新の研究では、腸の体内時計を動かしているのは腸内細菌と腸に送られた消化液に含まれる脂肪ではないかと言われています。現在、研究者によって解析が進められていますが、近い将来、解明されることでしょう。

まだ予測の段階ではありますが、腸内細菌と脂肪が腸の体内時計に関係しているならば、揚げ物や肉類などの脂っぽい食事のとり過ぎは、腸の不調に影響すると考えられます。動物性たんぱく質をとり過ぎると、腸の体内時計に乱れが生じ、腸内細菌の活動に影響して体にいい物質を産生しにくくなってしまうのです。

今後の研究が進むことで、腸内フローラを整える腸活の重要性は、ますます高まっていくことでしょう。

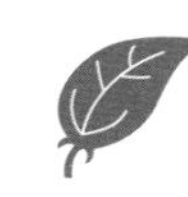

日本人の腸内細菌叢は5つに分類できる

私の研究テーマのひとつにアンチエイジングがあります。アンチエイジングと聞くと、一般の方は高齢者の美容やジム通いをイメージするかもしれません。抗加齢医学という医学の分野があり、世界中で研究が進められています。

たとえば、実年齢より若い、老けているといった見た目の印象があります。個人差のようにとらえられがちですが、**気力、肌つや、姿勢などの良し悪しは、脳のストレスや体内の悪性物質、腸内の活動など、その人の健康状態を示すサイン**とも言えます。

私たち京都府立医科大学の研究チームは、それらは個々人の腸内フローラに由来するるのではないかと考え、14～101歳の男女1803人(平均年齢64・2歳)の便を遺伝子解析して腸内フローラの傾向を調べました。

図表1-4　日本人の腸内細菌叢の分類

	1803人のうち各タイプに該当した人数（人）	うち、健常者数（人）	健常者の割合（%）	男性（平均年齢）	女性（平均年齢）
タイプA	512	25	4.9	264（69.8歳）	248（69.9歳）
タイプB	552	147	26.6	299（58.4歳）	253（62.9歳）
タイプC	271	28	10.3	151（64.4歳）	120（66.6歳）
タイプD	292	20	6.8	133（65.5歳）	159（62.4歳）
タイプE	176	63	35.8	136（57.3歳）	40（62.4歳）

出典：Microorganisms. 2022 Mar 20;10(3):664.

すると、日本人の腸内細菌叢は、5つに分類できることがわかりました。それをA〜Eのタイプに整理したのが図表1－4です。

14〜101歳の男女1803人の内訳は、老化に関連する病気と考えられている心疾患、肝疾患、機能性胃腸障害などの患者1520人と健常者283人です。まず、全員の便を遺伝子解析しました。そのデータを分類することで、日本人特有の腸内フローラのタイプがわかりました。

ここで注目したいのが、それぞ

れのタイプの健常者の割合です。タイプAでは512人のうち健常者数は25人。健常者の割合は4・9%です。タイプBの26・6%とは開きがあります。5つのタイプのうち、健常者の割合が高かったのはタイプBとEでした。

次に、最も健常者の割合が高かったタイプEを基準にして、加齢性疾患のひとつである心血管疾患になるリスクを比較してみました。すると、健常者の割合が低いタイプAが14倍と一番高く、タイプDでは9倍でした。同様にタイプEと糖尿病のリスクを比較すると、タイプAで12・5倍、タイプDで12・7倍でした。また、タイプEには、食物繊維の摂取量が多い人によくみられる有用菌であるプレボテラ属の細菌が多いという特徴もわかりました。

つまり、**老化に関連する病気と、腸内フローラのタイプに関連があった**のです。これは腸内フローラが老化を制御している可能性を示唆しています。腸内フローラは幼児期にタイプが決まり、血液型と同じで生涯変わりません。「病気のなりやすさ」は、早くに決まってしまうと考えられます。腸内フローラのタイプがわかれば、どういう食事をとれば炎症性の病気を予防し、老化を遅らせられるのかがわかるかもしれません。

百寿者調査で判明した健康長寿の条件

年齢が100歳を超えた人を「百寿者」と呼びます。人生100年時代が訪れると言われていますが、事実、百寿者は年々増加しています。1981年には1000人を超えたことが話題になりましたが、2022年には9万人を突破しました。そのうち88・6%は女性です。

百寿者を対象にした調査では、共通する生活習慣や活動として、**図表1-5**のようなものがありました。

なるほどと共感できるものばかりですが、果たして百寿者の生活習慣と健康、そして長寿にはどのような科学的な関連があるのでしょうか。

図表1-5 **百寿者の生活習慣**

三食きちんと食べる／ほぼ毎日野菜を食べる／果物が好き／食べ過ぎず、好き嫌いがない／散歩などの運動習慣がある／自分の身の回りのことをする／好奇心が旺盛／物事をよいほうにとらえる／決まった時間に起床する／たばこを吸わない／人とつき合うことが好き

京都府立医科大学は京丹後市立弥栄(やさか)病院と共同で、2017年から京都府京丹後地域(京丹後市、宮津市、与謝野町、伊根町)に暮らす65歳以上の住民を対象に調査研究を続けています(「京丹後長寿コホート研究」、研究チーム代表・的場聖明(さとあき)京都府立医科大学大学院教授)。

京丹後市は、人口当たりの百寿者の比率が全国平均の3倍と高いことで注目を集めました。京丹後市だけでなく周辺自治体も同様に百寿者の割合が高く、地域特有の「長寿の生活習慣」か、何かしらの

条件があると想定されます。

調査項目は、職業、学歴、日常生活、食事、睡眠時間、血液検査、血管年齢など600項目以上におよび、15年間の経過観察を行います。調査はまだ途についたばかりで、研究成果が出るのはまだ先になりますが、すでに地域独特の特徴がわかってきました。

①血管年齢が若い

血管年齢は、その人の体の老化を測る指標となります。調査では、通常の血圧測定とは異なり、心臓から足首までの動脈のかたさなどを数値で測る「ＣＡＶＩ検査」を用いました。ＣＡＶＩは、心臓(Cardio)から足首(Ankle)までの動脈(Vascular)のかたさの指標(Index)の略です。動脈のかたさや詰まり、血管年齢を測定できます。

これまで、血管年齢が老いるリスク因子の解明はかなり進んできましたが、京丹後地域での調査により、血管年齢を若く維持する2つの因子(運動量と食生活)が注目されています。

②運動量が多い

ウォーキングやスポーツをする人が多いわけではありません。京丹後地域は少し前までコンビニエンスストアもなく、買い物をするにも、誰かに会うためにもかなりの距離を歩く必要がある環境です。日々の用事のためか、早く歩くことが習慣になっているようです。**歩行速度が「遅い」人は、全体の10％以下**でした。

③食物繊維が多い食生活

京丹後地域は日本海に面し、66％の人にワカメを食べる習慣がありました。京都市では44％と半分以下です。京丹後地域では、海でとれたワカメを水洗いして、そのまま天日干しする「板ワカメ」が日常的な食材として親しまれています。一般的に流通しているワカメが湯通しされているのに対し、ミネラルの含有量が多いと考えられます。

また、芋類を食べる機会が多く、週に3回以上食べる人が80％います。これも京都市では54％と半分程度です。

また、調査対象の65歳以上の人は、**主食に全粒穀類を食べ、おかずに根菜類、豆類を用います。海藻の利用も含め、食物繊維の多い食生活**です。

④酪酸産生菌が多い

私たちは、京丹後地域と京都市に住む各51名の腸内フローラを調べました。すると特徴的な違いとして、短鎖脂肪酸をつくる腸内細菌（酪酸産生菌）が京都市の58％に対し、京丹後地域では68・2％と高いことがわかりました。

酪酸などの短鎖脂肪酸は、腸管を弱酸性に保ち、悪用菌が出す酵素のはたらきを抑制していることは前述しましたが、**京丹後地域の人の腸内フローラを調べると腸内細菌の上位4位までが酪酸産生菌**でした。

このデータだけなら、その後の長い調査結果を待つということでしかなかったのですが、ちょうど同じ頃、日本各地の研究者から酪酸産生菌に関する研究が次々と報告されたのです。それらによると、腸内で酪酸産生菌が増えると、免疫細胞が増え、炎症にブレーキをかけることがわかったのです。

また、高齢マウスを用いた実験では、腸内の酪酸菌を増やすと脳神経の老化の進行が抑えられたとの報告もあります。つまり、酪酸菌を腸内で増やすことが抗老化につながると考えられるのです。

京丹後地域の高齢者の腸内細菌には酪酸産生菌が多い特徴があることがわかりました。**腸内細菌が生み出す酪酸は、免疫や筋肉の維持に関係**しているとされています。実際、この地域の高齢者は免疫力が強く、筋力が低下している人が少ない傾向も確認されています。酪酸産生菌が生きていくうえで欠かせない食物繊維、根菜類や海藻などを日常的に多く摂取する食生活や、生活行動としての歩行、コミュニティにおける人間関係など、複合的な要素が健康長寿を実現していると考えられます。

どれが欠けてもこの結果は得られないのです。今後も食物繊維と腸内フローラの関係に注目していきたいと思います。

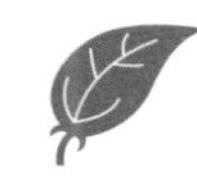

便の「かたさ」「におい」「頻度」で腸内環境を調べる

ここまで腸内フローラや腸内細菌の役割を紹介してきました。自分の体内のこととはいえ、微生物の世界、それも100兆という単位でのせめぎ合いをイメージするのは難しいかもしれません。そこで、自分の腸内環境を簡単にチェックする方法を紹介します。

私たち研究者は、便をサンプルに腸内フローラの状態を観察し、研究しています。基本はそれと同じです。自分の便を継続して観察していくと、自分の体調と腸内の環境変化の関連性がつかめるようになります。

図表1－6は、「ブリストル便性状スケール（ＢＳスコア）」と呼ばれるものです。1997年に英国のブリストル大学の博士が提唱したもので、便秘や下痢を診断する

図表1-6 ブリストル便性状スケール（BSスコア）

タイプ1		便秘傾向	**コロコロ便** かたくてコロコロのウサギのような便
タイプ2		便秘傾向	**かたい便** ソーセージ状であるがかたい便
タイプ3		正常な便	**ややかたい便** 表面にひび割れのあるソーセージ状の便
タイプ4		正常な便	**普通便** 表面がなめらかでやわらかいソーセージ状、あるいは蛇のようなとぐろを巻く便
タイプ5		正常な便	**やややわらかい便** はっきりとしたしわのあるやわらかい半分固形の便
タイプ6		下痢傾向	**泥状便** 境界がほぐれて、ふにゃふにゃで不定型な便
タイプ7		下痢傾向	**水様便** 水っぽく、固形物をあまり含まない液体状の便

出典：Lewis SJ, Heaton KW：Scand J Gastroenterol. 1997 Sep；32(9)：920-4をもとに作成

ための指標です。便の形状とかたさを7段階で分類しています。

診断では、タイプ1と2の便秘傾向と、タイプ6と7を下痢傾向と判断し、タイプ3から5に近づけていく改善を図ります。自分の健康判断としては、これをもとに「かたさ」「におい」「頻度」の3つのポイントをチェックします。

ポイント① かたさ

タイプ4が理想的です。色は黄色っぽいものからやや黒っぽいものが「普通」です。真っ白なものや真っ黒なものは病気の可能性もあるので、医師の診察を受けてください。

便秘傾向のものや、下痢傾向のものは、腸内フローラのバランスが崩れている可能性もあります。

ポイント② におい

見えない腸内を知るうえでにおいはとても重要な情報です。なぜなら便のにおいは腸内細菌がつくった代謝物のにおいなのです。こればかりはまだ機械的なセンサーで判断する段階にはなく、人間の嗅覚で判断します。

腸内フローラの有用菌が優生で発酵を行っていれば、においはそれほど強くありません。しかし、悪用菌が優生になると腐敗が行われ、においもきつくなります。その場合、腸内フローラのバランスが崩れている可能性があります。

ポイント③ 頻度

排便は毎日でなくても、週に3回以上、定期的にあれば腸内環境は良好です。ただし回数だけでなく、便の状態を「ブリストル便性状スケール」で確認し、また、「強くいきむ」「便が残っている感じ」という場合は、腸内環境の悪化も考えられます。

誰でも簡単！腸年齢をチェックする方法

便のかたち、におい、頻度、排便時の体感などを総合的に判断することで、自分の腸年齢をチェックしてみましょう。

まず、図表1－7の10項目のうち、自分に当てはまるものをチェックしてください。「？」と思う設問もあるかもしれませんが、腸内環境に関する数多くの論文を参考に、腸内環境を知るうえで必要な要因をまとめたものです。

そして、計算式にあなたの年齢とチェックした項目数を入れて計算してください。あなたが50歳でチェック項目数が7項目なら腸年齢は61歳になります。

腸年齢＝（50－10）＋（7×3）＝61

図表1-7 腸年齢のチェック

【チェック項目】

- □ 帝王切開で産まれた
- □ 都会で生まれて、育った
- □ 母親と食べ物や衣類の好みが違う
- □ 過去２年間にインフルエンザにかかった
- □ おならがくさい、またはくさいと言われる
- □ コロコロした便（「ブリストル便性状スケール」のタイプ１か２）が多い
- □ やわらかい便（「ブリストル便性状スケール」のタイプ６か７）が多い
- □ 朝食後にトイレに行かない（便意がない）
- □ 大腸ポリープがあると言われた
- □ 抗生物質や胃酸分泌抑制薬を飲むことが多い

【計算式】

腸年齢＝（年齢－10）＋（チェック項目数×３）

出典：多くの論文を参考に筆者作成

あなたの腸年齢は何歳でしたか？　実年齢より上で驚いた方も多いかもしれません。でも、これは「現状確認」です。悪いなら改善して、良いならそれを保つことが大切です。そのための腸活に取り組みましょう。

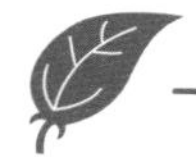

食事・生活習慣をチェックする

次に毎日の食事・生活習慣をチェックしてみましょう（図表1－8）。

すでに腸活とは、腸内フローラの環境を整えるために食物繊維をとることだと理解いただけたかと思います。しかし、いくら食物繊維の摂取を意識しても、腸内フローラによくない食事・生活習慣があれば、腸内環境は悪用菌が優生となり、せっかくの食物繊維も腐敗に使われてしまいます。

チェック項目の該当数が多い方は、毎日の食事・生活習慣を見直しましょう。

図表1-8 食事・生活習慣のチェック

【チェック項目】

- □ 朝食をとらないことが多い
- □ 夜食をとることが多い
- □ 焼肉を週に１回以上食べる
- □ 豆類や根菜野菜より、葉野菜をとることのほうが多い
- □ 週４回以上、外食をする
- □ アルコールを毎日飲む
- □ BMI は 25 以上ある
- □ 市販のドリンクをよく飲む（お茶、無糖コーヒーを除く）
- □ 運動はしない
- □ 主食は白いごはん、あるいはトーストが多い

【改善のポイント】

該当項目数	改善のポイント
0～3個	当てはまった項目を可能であれば改善する
4～6個	腸内フローラに悪影響がある。低脂肪、高食物繊維、減塩を原則とした食事を心がける
7～10個	健康長寿は期待できない。食生活だけでなく、生活習慣を見直す

出典:多くの論文を参考に筆者作成

腸内環境によくない食べ物トップ3は「塩」「砂糖」「脂」

私がセミナーの参加者などから必ず聞かれることは、「腸内環境によくない食べ物」です。答えは、塩、砂糖、脂の3つを控えること。どれも腸内環境に直接影響を与え、腸内フローラのバランスを崩す原因となります。

塩は、最近の研究で、特定の腸内細菌を増やしたり、減らしたりすることがわかってきました。もともと日本人の食生活は、「塩分のとり過ぎ」と言われてきましたが、腸内フローラのバランスという視点からも、塩分を控える努力が必要です。

砂糖は、腸内細菌のエサになりやすいのですが、加工食品には多く含まれています。砂糖は、知らず知らずのうちに過剰に摂取してしまうため、注意が必要です。体によさそうだと口にした野菜ジュースやヨーグルトにも、口あたりをよくするために砂糖が入っている場合があります。

脂は、とり過ぎると腸内フローラに大きな影響をもたらします。食物繊維の摂取が少なく、高脂肪食が多い人は、腸内環境が低下し、「太っているのに筋力が落ちている」という傾向が見られます。まったく食べてはいけないとは言いませんが、**腸活をするのであれば高脂肪食の制限が有効**であると考えてください。京丹後の長寿者たちは、牛肉や豚肉などの高脂肪食はほとんど食べておらず、植物性たんぱく質や魚を多くとっているのが特徴です。

そもそも日本人は食物繊維が足りていない

ここまで見てきたように、食物繊維は腸内細菌にとって大切なエサです。京都府京丹後地域の人々は、伝統的な生活習慣と食生活を受け継ぐことで、健康寿命を維持しながら生き生きと暮らしています。

しかし、多くの日本人は食物繊維の摂取量が不足しています。日本人の1日当たりの食物繊維の摂取量は、第二次大戦後間もない1947年には27・4gありましたが、現在では18・4gにまで減少しています(厚生労働省「令和元年国民健康・栄養調査」)。とくに20～40代の働き盛りの世代で少ないようです。たとえば、40代の平均値は男性18・3g、女性16・0gです。

その結果、日本人の腸内環境が変化し、腸内フローラのバランスは大きく乱れてしまったと考えられます。

厚生労働省が策定した「日本人の食事摂取基準(2020年版)」では、生活習慣病の発症予防を目的として、現在の**日本人が当面の目標とすべき1日当たりの食物繊維摂取量を18～64歳の男性で21・0g以上、女性で18・0g以上**としています。

つまり、**1日当たり40代男性なら2・7g、40代女性なら2・0g以上の食物繊維の追加摂取が必要**なのです。

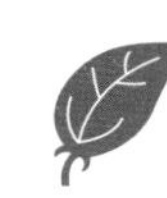

毎日の食生活に
プラスαの食物繊維を！

日本人の食物繊維摂取量が減ってきた主な要因としては、次のようなことが考えられます。

- ・穀物を食べる量の減少
- ・野菜を食べる量の減少
- ・豆類や海藻類などの植物性食品を食べる量の減少

こうした変化は半世紀をかけた食文化の移り変わりの結果とも言えます。米からパンへ、根菜類の煮物から葉野菜のサラダへ、自然原料から加工食品へ移り変わるなかで、食物繊維の摂取量が減ってきました。腸内細菌から見れば、突然エサが減ったうえ、環境を悪化させる動物性脂肪が増えたわけですから、たまったものではありません。

図表1-9 食物繊維が多く含まれる食材

食材		食物繊維含有量
穀類	ライ麦粉	12.9（水溶性 4.7／不溶性 8.2）
	オートミール	9.4（水溶性 3.2／不溶性 6.2）
	そば（干）	3.7（水溶性 1.6／不溶性 2.1）
野菜	さつまいも（皮つき／蒸し）	3.8（水溶性 1.0／不溶性 2.8）
	ケール	3.7（水溶性 0.5／不溶性 3.2）
	モロヘイヤ	5.9（水溶性 1.3／不溶性 4.6）
	ほうれん草	2.8（水溶性 0.7／不溶性 2.1）
きのこ	きくらげ	57.4（水溶性 0／不溶性 57.4）
	生しいたけ（菌床栽培）	4.9（水溶性 0.4／不溶性 4.1）
海藻	ひじき（ゆで）	3.7（水溶性―／不溶性―）
	わかめ（生）	3.6（水溶性―／不溶性―）

※記載のないものは単位g／可食部100g当たり
出典：文部科学省「食品成分データベース（日本食品標準成分表2020年版［八訂］対応）」をもとに作成

昔のような食生活に戻すことはなかなか難しいものです。お米でさえ昔は精米が荒く、麦や別の穀物を食べることも多かったため、食物繊維が豊富でした。しかし、現在のキレイに精米されたお米をたくさん食べても食物繊維の摂取量に効果は望めません。忙しさから食生活が乱れている人に手間のかかる根菜類の煮物料理をすすめても効果的ではないでしょう。

たくさんの食材のなかから食物繊維の多いものを選び、普段の食事に取り入れていくことが第一歩かと思います。図表1－9は食物繊維が多く含まれる食材の一例です。

このなかで私がおすすめしたいのはモロヘイヤです。もともとは古代エジプトの時代から栽培されていたことで知られ、日本でも1980年代から普及した野菜です。

野菜で食物繊維をとるならモロヘイヤ一択

●腸活に必要な2種類の食物繊維がバランスよくとれる

前述したように、腸活に必要な食物繊維には水溶性と不溶性の2種類があります。

水溶性食物繊維は、食べたものをやわらかくして、ゆっくりと消化することを助け、余分なコレステロールを吸着し、排便を促してくれます。さらに、乳酸菌などの有用菌を増やして、腸内環境を整えるはたらきをしてくれます。

一方、不溶性食物繊維は、水分を吸収して食べたもののかさを増やし、ふくらんでいくことで腸に刺激を与え、排便を促します。

2種類の食物繊維がバランスよく含まれる食材こそが、「野菜の王様」と呼ばれるモロヘイヤなのです。**食物繊維の含有量は腸活にいいとされるバナナの約5・4倍（水溶性食物繊維は13倍）、ケールの約1・6倍（同2・6倍）**です。

●食物繊維だけじゃない！　豊富な栄養素を凝縮

栄養価が高いモロヘイヤは食物繊維だけでなく、ビタミン類・ミネラル類も豊富に含まれています。ほかの野菜と比べても、**β‐カロテンはニンジンの約1・4倍、ビタミンEはケールの約2・7倍、ビタミンBは豚肉に匹敵する含有量**です。

さらに、モロヘイヤはカルシウムをたくさんとることができます。100g当たり260㎎という数値は、野菜で最も多いパセリの290㎎に次ぐ含有量です。パセリを大量に食べるのは困難ですが、**モロヘイヤは茹でることでかさが減り、スープの具**

材にもなるので、一度に多くの量をとることが可能です。

モロヘイヤがスーパーフードとされるゆえんは、PART2以降に譲りますが、毎日の食生活にモロヘイヤを取り入れることで、腸内環境の改善だけでなく、さまざまな健康効果が期待できるのです。

●夏場以外はモロヘイヤのサプリメントを！

ただし、モロヘイヤにも弱点があります。モロヘイヤは夏野菜であり、旬の時期が限られてしまうこと、地域によってはスーパーマーケットなどで手に入りにくいことです。

そうした場合はモロヘイヤを原料とするサプリメントをおすすめします。栄養は多様な食材からまんべんなく取り入れることが理想ではありますが、忙しい現代人や料理が苦手な人には難しいこともあるでしょう。自分に不足する栄養を補うのがサプリメントの役割です。

医師である私も日常の栄養補助を目的にいろいろなサプリメントを試して、自分に合ったものを見つけては継続して使っています。サプリメントは出張や旅行の際も携帯でき、場所を選ばず手軽に必要な栄養を補給できることもメリットのひとつです。一般に流通しているモロヘイヤのサプリメントにはいくつかの種類があります。購入する際は添加物などを一切使用していない完全な無添加で、モロヘイヤのみを原材料としたものを選ぶとよいでしょう。

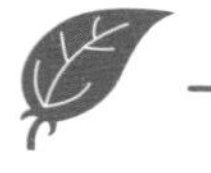

腸活は1日にして成らず、継続することが大切

自分では見ることができない腸内フローラや腸内細菌の役割について、イメージを持つことはできたでしょうか。

「お腹の調子が悪い」
「便通や便の状態が心配だ」
「肌が荒れている」

そうした腸からのシグナルは、腸内フローラが乱れている証拠かもしれません。腸内細菌のために何をするべきか。腸内フローラを整えるために何が足りないのか。そして、いつまでも健康で長生きするためにはどうしたらいいのか。ここまでお読みいただいたあなたには、その答えがおわかりいただけたかと思います。

腸活は1日にして成らず、継続することが大切です。食事や食物繊維を中心にお話をしてきましたが、適度な運動や十分な睡眠を心がけ、まずは自分にできることから少しずつ、腸にいい習慣を始めていきましょう。

モロヘイヤ愛好家が語る腸活 1

大日方久美子さん

腸活にぴったりなモロヘイヤは食べない理由が1ミリもない！

パーソナルスタイリストやモデルとして活躍し、大の愛犬家としても知られる大日方久美子さん。インスタグラムでは9・8万人のフォロワーを抱え、ライフスタイルにも注目が集まる存在です。モロヘイヤは健康志向のお母さんの影響で子供の頃からよく食べていたそう。腸を整えるために実践している食事や運動の習慣についてお聞きしました。

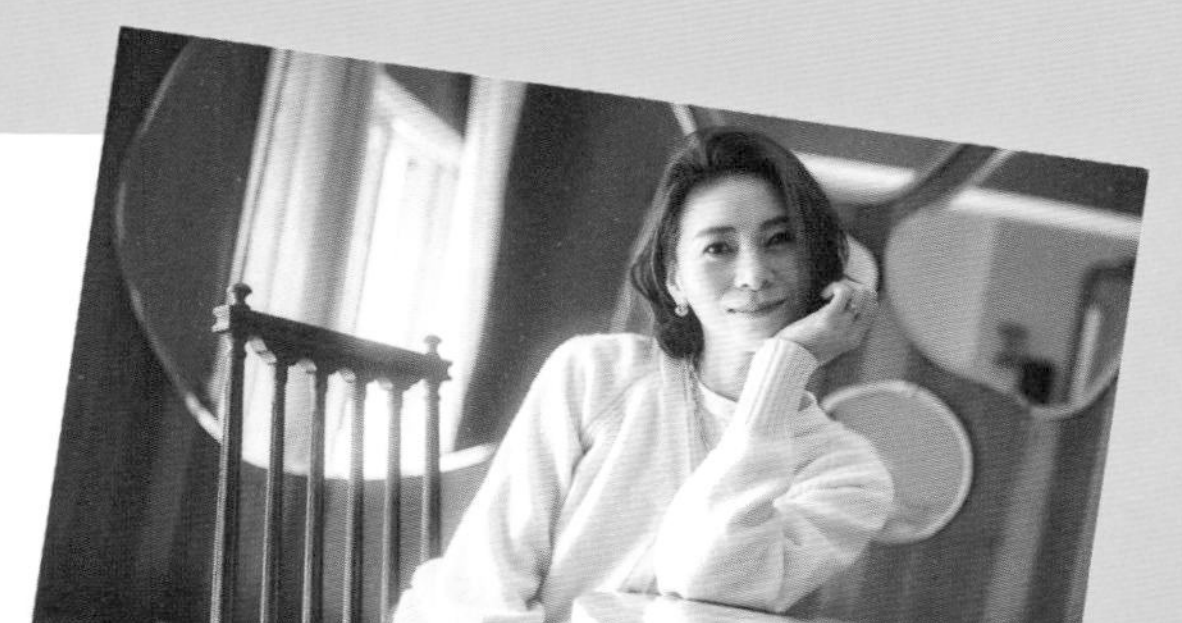

●コロナ感染をきっかけに本格的に腸活を始める

私が腸活に本格的に取り組むようになったのは、新型コロナに感染したことがきっかけです。普段から健康に気をつけていて、風邪もほとんどひかない私が感染してしまい、本当につらい経験をしました。もう、こんな経験は二度としたくないと思いました。

私がコロナに感染したとき、同じ空間にいたのに感染しなかった友人が一人だけいました。その友人は以前から腸活を強く推していて、腸を整えると体内に不要なものが入ってきても免疫で退治できると言っていました。実際にその友人だけが感染しなかった事実を目の当たりにして、腸活が日々を健康に過ごすキーワードだと改めて実感しました。

腸内環境を整えるために一番大事なのは食事です。発酵食品や酵素を含んだ食べ物、有用菌を育てる食物繊維をしっかりとるようにしています。ただ、せっかく腸にいい菌を育てようとしても、それを邪魔してしまうのが添加物です。そのため、私は添加物をできるだけとらないようにして、シンプルな和食中心の食事にしています。

普段はご飯とお味噌汁、粕漬けや西京漬などのお魚、納豆と梅干し、キムチなどの発酵食品といったメニューが多いですね。ほかには生野菜を食べて、ビタミンや酵素をしっかりとるように心がけています。

とはいえ、ストイックになり過ぎても継続できません。たまには心の満足のために添加物が入っているものを食べてもいいと思っています。普段から腸活をして、添加物など不要なものをデトックスできる体にしておくことが大切です。

●歩き方や立ち方を意識して自然と体幹を鍛える

運動も重要です。私はスノーボードにハマっていて、冬になるとスキー場に連泊して、合宿のようにスノーボードに明け暮れることもあります。その期間はしっかり運動した分、ご飯もたくさん食べて、ぐっすり眠れるので、腸がより整っているのを実感できます。

普段はそこまで激しい運動はしませんが、体幹を鍛えるように心がけています。たとえば、内転筋を使って足の母指球（親指の付け根部分）を踏み込んだ歩き方を意識しています。歯磨きやシャンプーをするときは立ち方に気をつけてインナーマッスルを鍛えています。〝ながら運動〟は少しの意識でお腹のラインも変わってくるのでおすすめです。

筋肉の栄養素となるたんぱく質は、卵や豆腐、納豆などからとっています。ただ、激しい運動をして筋肉疲労を感じるとラム肉が食べたくなります。体がたんぱく質を必要としているからだと思います。私はもともと過敏性腸症候群で食べたら下すをくり返していて海外旅行の際はとくに不安があったのですが、腸活を始めてから症状が出る頻度が減りました。

●健康志向の母親の影響で子供の頃からモロヘイヤを食べていた

私の母は自然派健康志向で、私が子供の頃は毎日、搾りたてのりんごジュースやニンジンジュースを飲ませてくれました。そんな母から「モロヘイヤはスーパーフードだから必ず食べなさい」と教えられました。いつもモロヘイヤのおひたしが食卓に並び、大好きなおかずだったことを覚えています。当時はスーパーフードだからというよりも、ただおいしいから食べていた印象です。

モロヘイヤは、食物繊維がたくさんとれます。そのため腸活にぴったりです。さらにビタミンB群やビタミンE、鉄分、カルシウムも豊富で、β-カロテンの含有量はニンジンやほうれん草を上回ります。食べない理由が1ミリもない野菜だと思っています。

料理が得意ではない私は、モロヘイヤを食事でとる機会は少なくなりましたが、毎日朝と夜にモロヘイヤのサプリメントを飲むようにしています。余分なものが一切入っていない完全無添加で、原材料は100%モロヘイヤのものです。旅行や出張にも持ち歩き、友人にあげたりしています。腸活にいい食物繊維が手軽にとれるので、大のお気に入りです。

●腸を制する者は人生を制する！　自分の体と向き合いましょう

幸せホルモンと呼ばれる「セロトニン」の約90％は腸でつくられています。腸内環境が乱れると自律神経も乱れ、少しのことで不安になったり、イライラしたり、精神的に不安定になってしまうんです。そのため、うつや感情の起伏に悩んでいる人にも腸活をおすすめしています。私も腸活を始めてから、自分の感情の変化に気づきやすくなりました。イライラしたときは腸内環境に着目して、シンプルな食事でデトックスするなど腸を労ります。脳や心は腸とつながっているので、穏やかで幸せを感じられる生活を目指したいなら、腸内環境を整えるべきです。ストレスが減って、美と健康にいい影響を与えてくれます。

私は「腸を制する者は人生を制する」とさえ感じています。みなさんもまずはできることから、自分の体と向き合ってみてくださいね。

●おびなた・くみこ

アパレル企業を経て、2013年よりパーソナルスタイリストとして独立。独立後に始めたインスタグラムでは、服の値段にかかわらずエレガントでスタイリッシュな着こなしを提案し、9.8万人のフォロワーを持つ。現在はアパレルブランドのWEBページでスタイリングやモデル、イベント企画なども行っている。初の著書『〝エレガント〟から作る大人シンプルスタイル』（KADOKAWA）が好評発売中。

PART 2

スーパーフード「モロヘイヤ」を毎日の食生活に取り入れよう！

平井美穂

平井外科胃腸科クリニック
管理栄養士

モロヘイヤってどんな野菜？

●原産地は北アフリカやインド

モロヘイヤは夏が旬の葉物野菜で、茹でて刻むと独特のぬめりが出てくるのが特徴です。**栄養豊富なネバネバ野菜として人気**があります。和名はタイワンツナソ（別名：ナガミツナソ、シマツナソ）。アオイ科の一年生草本です。

原産地は北アフリカやインドで、エジプトを中心に、キプロス、リビア、スーダンに分布しています。現在ではアジア、アフリカ各地に広がっています。

●クレオパトラが食べていた？

「古代エジプトの時代から食べられていた」「クレオパトラが好んで食べた」などの記述を見かけます。これらを裏付ける史実は確認されていませんが、古代ローマの博物学者プリニウス（西暦23～79年）が書いた『博物誌』には、「エジプトで食用とされている野生植物」として紹介されていますので、**約2000年前から食べられていた**のは確かなようです。クレオパトラが生きた時代はプリニウスより100年ほど前であることを考えると、クレオパトラが食べていた可能性は否定できません（図表2－1）。

また、**「モロヘイヤを食べて病気が治ったエジプトの王様」**の逸話もよく紹介されていますが、こちらには信憑性があります。この王様とは、イスラム王朝、ファーティマ朝の第4代カリフ、ムイッズ（在位953～975年）のことです。ムイッズの病気がモロヘイヤのスープを食べて回復したという話は、さまざまな文献に残されています。

図表 2-1 モロヘイヤの逸話

クレオパトラも食べていたかも…？
おいしい

病気の王様
モロヘイヤのスープを
飲んで…
ごく ごく
治った！

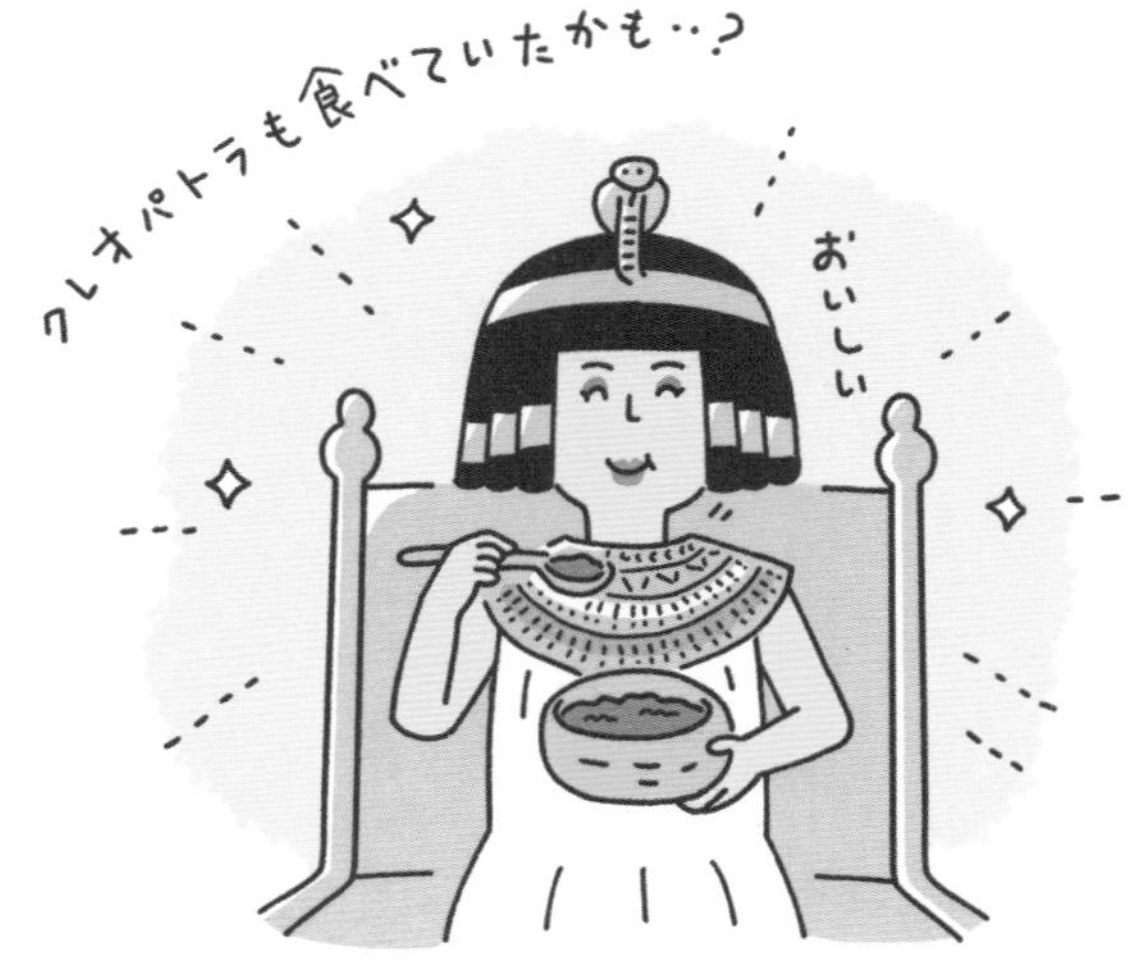

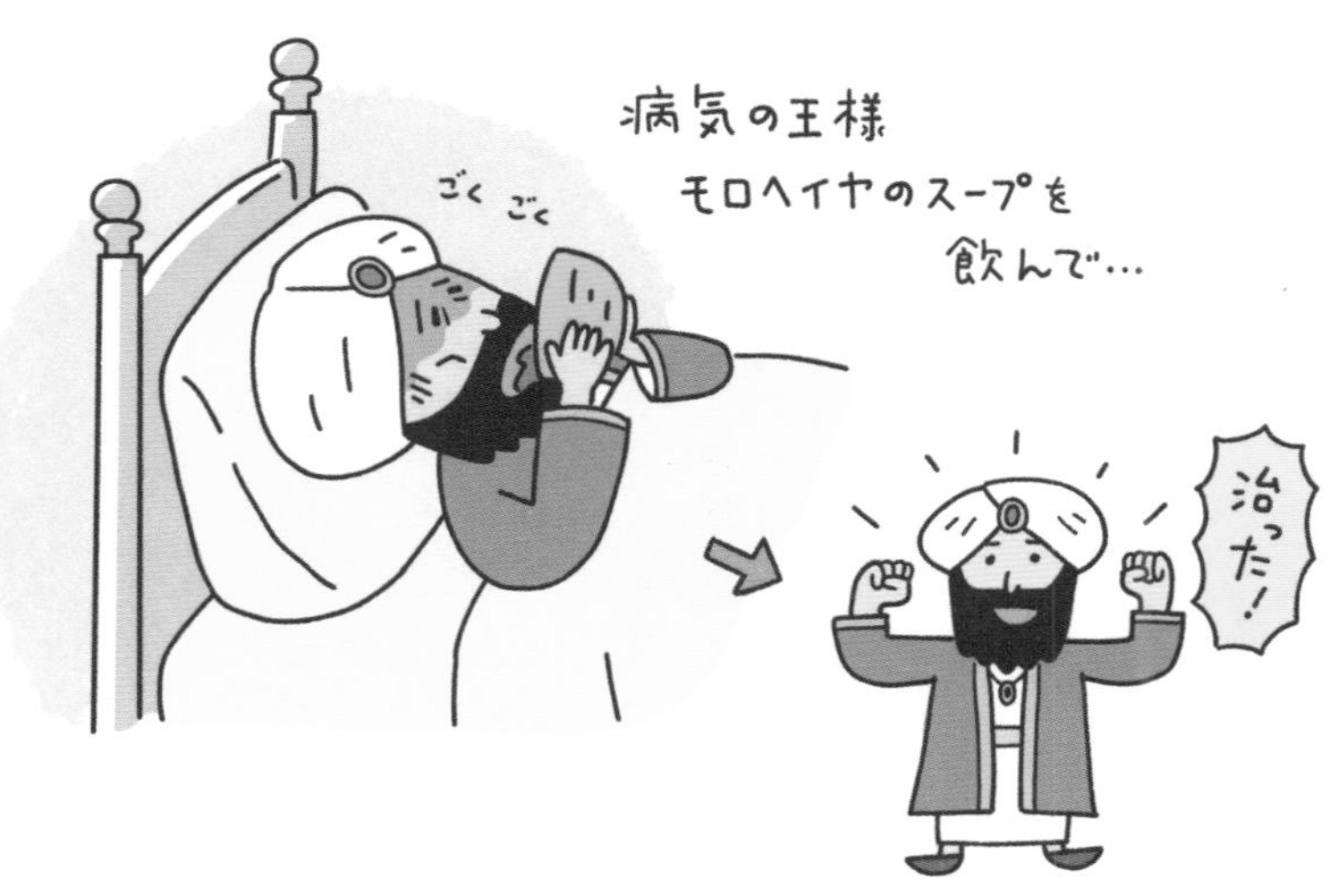

野菜の王様「モロヘイヤ」は身近なスーパーフード

●日本では80年代に脚光を浴びる

野菜としてのモロヘイヤが日本に紹介されたのは、１９８０年代です。当時は、健康ブーム真っ只中。数々の研究により、ビタミンやミネラル、食物繊維など栄養価が極めて高い野菜であることがわかり、それがテレビなどのメディアで紹介されるや、一躍、健康野菜として脚光を浴びることになりました。

図表２－２はモロヘイヤと６種類の野菜の栄養価を比較したものです。比較したのは、栄養価が高く健康にいいとされる野菜として、ほうれん草、ケール、ニンジンの

３種類、普段よく食べられている野菜として、キャベツ、トマト、キュウリの３種類。「野菜の王様」と呼ばれるモロヘイヤの栄養価がいかに高いか、ひと目でおわかりいただけるのではないかと思います。

モロヘイヤの食物繊維は、総量が多いだけでなく水溶性と不溶性をバランスよく含みます。ニンジンは、β-カロテンの含有量が多い代表的な野菜ですが、モロヘイヤはそれを上回ります。ビタミンEはケールの約2・7倍、カルシウムは7種類のなかで一番多く、カルシウムが多いとされる小魚と比べても、いわし(まいわし・生)の約3・5倍含まれます。その他にも、葉酸を含むビタミン類や、カルシウム、カリウム、鉄、マグネシウムなどのミネラルもバランスよく含み、**植物性食品が持つほとんどの栄養素を含有**しています。

栄養成分は単体でとるよりも多種類を同時にとるほうが吸収はよくなり、はたらきも相乗効果が期待できます。その意味でもたくさんの種類の栄養成分を含むモロヘイヤは理想的な野菜と言えます。

一般的に、これほど栄養価の高い植物は、独特なにおいや味がして食べにくいことが多いのですが、モロヘイヤは、**においや味にほとんどクセがなく、ほのかに甘味すら**

図表2-2 モロヘイヤの栄養価（6種類の野菜と比較）

区分	項目	モロヘイヤ	ほうれん草	ケール	ニンジン	キャベツ	トマト	キュウリ
	たんぱく質	★4.8g	2.2g	2.1g	0.7g	1.3g	0.7g	1.0g
	脂質	★0.5g	0.4g	0.4g	0.2g	0.2g	0.1g	0.1g
	炭水化物	6.3g	3.1g	5.6g	★9.3g	5.2g	4.7g	3.0g
	灰分	★2.1g	1.7g	1.5g	0.8g	0.5g	0.5g	0.5g
	食物繊維（総量）	★5.9g	2.8g	3.7g	2.8g	1.8g	1.0g	1.1g
	水溶性	★1.3g	0.7g	0.5g	0.7g	0.4g	0.3g	0.2g
	不溶性	★4.6g	2.1g	3.2g	2.1g	1.4g	0.7g	0.9g
無機質（ミネラル）	ナトリウム	1mg	16mg	9mg	★28mg	5mg	3mg	1mg
無機質（ミネラル）	カリウム	530mg	★690mg	420mg	300mg	200mg	210mg	200mg
無機質（ミネラル）	カルシウム	★260mg	49mg	220mg	28mg	43mg	7mg	26mg
無機質（ミネラル）	マグネシウム	46mg	★69mg	44mg	10mg	14mg	9mg	15mg
無機質（ミネラル）	リン	★110mg	47mg	45mg	26mg	27mg	26mg	36mg
無機質（ミネラル）	鉄	1.0mg	★2.0mg	0.8mg	0.2mg	0.3mg	0.2mg	0.3mg
無機質（ミネラル）	亜鉛	0.6mg	★0.7mg	0.3mg	0.2mg	0.2mg	0.1mg	0.2mg
無機質（ミネラル）	銅	★0.33mg	0.11mg	0.05mg	0.05mg	0.02mg	0.04mg	0.11mg
無機質（ミネラル）	マンガン	★1.32mg	0.32mg	0.55mg	0.12mg	0.16mg	0.08mg	0.07mg
ビタミン	β-カロテン	★10000μg	4200μg	2900μg	6900μg	49μg	540μg	330μg
ビタミン	レチノール当量	★840μg	350μg	240μg	720μg	4μg	45μg	28μg
ビタミン	ビタミンE	★7.0mg	2.3mg	2.6mg	0.4mg	0.1mg	1.1mg	0.3mg
ビタミン	ビタミンK	★640μg	270μg	210μg	17μg	78μg	4μg	34μg
ビタミン	ビタミンC	65mg	35mg	★81mg	6mg	41mg	15mg	14mg
ビタミン／ビタミンB群	ビタミンB_1	★0.18mg	0.11mg	0.06mg	0.07mg	0.04mg	0.05mg	0.03mg
ビタミン／ビタミンB群	ビタミンB_2	★0.42mg	0.20mg	0.15mg	0.06mg	0.03mg	0.02mg	0.03mg
ビタミン／ビタミンB群	ナイアシン	★1.1mg	0.6mg	0.9mg	0.8mg	0.2mg	0.7mg	0.2mg
ビタミン／ビタミンB群	パントテン酸	★1.83mg	0.20mg	0.31mg	0.37mg	0.22mg	0.17mg	0.33mg
ビタミン／ビタミンB群	ビタミンB_6	★0.35mg	0.14mg	0.16mg	0.10mg	0.11mg	0.08mg	0.55mg
ビタミン／ビタミンB群	ビオチン	★14.0μg	2.9μg	4.0μg	—	1.6μg	2.3μg	1.4μg
ビタミン／ビタミンB群	葉酸	★250μg	210μg	120μg	21μg	78μg	22μg	25μg

★7種類のなかで一番含有量の多い野菜
出典：文部科学省「食品成分データベース（日本食品標準成分表2020年版［八訂］対応）」をもとに作成

感じられて食べやすいですし、茹でて刻むと出てくるヌルヌルがのどごしよく、消化にもいい、いいこと尽くしの野菜でもあります。すべての意味において「野菜の王様」「スーパーフード」と言っても過言ではないでしょう。**忙しくストレスの多い現代に生きる私たちの健康を強力にサポートしてくれる救世主のような野菜**です。

栄養成分の解析方法の進化とともに、機能性成分、ポリフェノール類なども新たに発見され、モロヘイヤの驚くべき栄養価がさらに明らかになりつつあります。

モロヘイヤに含まれる主な栄養素について、ひとつずつ詳しく見ていきましょう。

腸活の強い味方、食物繊維はケールの約1・6倍

●2種類の食物繊維をバランスよく含むモロヘイヤ

「腸活」で重要な役割を果たす栄養素の筆頭と言えば食物繊維です。モロヘイヤの食物繊維含有量は100g当たり5・9g。食物繊維が多いと言われるゴボウやキャベツ、ほうれん草よりも多く、ケールの約1・6倍の量を含んでいます。

食物繊維には「不溶性食物繊維」と「水溶性食物繊維」の2種類があり、それぞれ、まったく違う作用があります。不溶性食物繊維は、水に溶けず便の量を増やし、腸の壁を刺激して腸を動かして排便を助けます。有害物質を体から排出するはたらきもあります。それに対し水溶性食物繊維は、水に溶けてネバネバになるものと、サラサラになるものがあり、粘性・吸着性があります。大腸内で発酵・分解され、腸内細菌のエサとなってこれを増やし、腸内環境を整えます。

モロヘイヤは、この2種類の食物繊維をバランスよく含んでいます。

●食物繊維は「第六の栄養素」

以前は、役に立たない「食べ物のカス」と考えられていた食物繊維ですが、食生活と健康・病気との関係についての研究が進むにつれ、健康に欠かせないものであることがわかってきました。

炭水化物や脂質、たんぱく質は消化酵素で分解され、小腸から体に吸収されます。それに対し、食物繊維は、消化されずに小腸を通過し、大腸まで到達します。これがまさに食物繊維ならではの特徴です。大腸に到達するからこそ、便の量を増やしたり、腸内細菌を増やすエサになったりと、腸内環境の改善に役立っているのです。

食物繊維のはたらきにより、食べ物の消化管内の移動が遅くなり、脂質や糖質の吸収もゆっくりになります。その結果、**食後の血糖や中性脂肪の上昇が抑えられる、コ**

レステロール濃度を下げるなど、健康のために重要な多くの作用を持つことが明らかになりました。**便秘予防や整腸作用だけでなく、肥満、糖尿病、動脈硬化などの疾患の予防**になることもわかっています。

そして、最近では、人間にとって必須の五大栄養素（炭水化物、脂質、たんぱく質、ミネラル、ビタミン）と並ぶ、「第六の栄養素」とまで言われるようになったのです。

●免疫システムにもかかわっている

食物繊維は、免疫システムにも大きくかかわっていることがわかってきました。免疫細胞の60〜70％は、食べ物の栄養を吸収する器官である腸に集まっています。免疫細胞は、良質な腸内細菌によって活性化し、免疫力が高まりますが、**食物繊維は腸内環境を整えることで免疫システムに貢献**しています。

一方、免疫細胞が暴走して、攻撃すべきでないものまで攻撃してしまうことによる病気が増えています。アレルギーや自己免疫疾患と言われるものです。

食物繊維は、外敵から体を守る免疫細胞を増やしますが、反対に、免疫細胞の暴走を

食い止めるはたらきにも関係していることが最近の研究で明らかになってきました。

免疫細胞の暴走を食い止める特別な免疫細胞を「Ｔレグ」と言います。「Ｔレグ」は、腸内細菌のなかの酪酸産生菌が食物繊維やオリゴ糖などを食べて酪酸をつくり、腸壁の内側にいる免疫細胞が酪酸を受け取ることで変化してできたものなのです。

●実は足りていない？　日本人の食物繊維

日本人の食物繊維の摂取量は残念ながら減ってきています。その背景には、食生活の変化によりお米などの穀類、イモ類、豆類など、食物繊維の豊富な食べ物をあまり食べなくなったことがあるようです。確かに糖質制限食が流行っていますし、おやつもスナック菓子などいろいろな種類があり、焼き芋なんて影をひそめている感じです。調理に時間のかかる煮豆なども家庭ではあまりつくらなくなっています。

厚生労働省が定める「日本人の食事摂取基準（２０２０年版）」では、18～64歳の男性は約21ｇ以上、女性は約18ｇ以上が目標量とされています。しかし、現状はとくに20～40代の働き盛りの世代で、男女ともに不足しています。

食物繊維が多い食材をなるべくたくさん食べるように心がけましょう。**モロヘイヤ100g当たりの食物繊維量は、それだけで女性の1日の目標量の3分の1**です。

実際に食物繊維が不足していないかどうかを体のサインで見ると、「1日1回、規則的に排便があるかどうか」が目安になりますので、参考にしてください。

豊富なβ－カロテンで圧倒的な抗酸化力

●強力な抗酸化作用を持つ

モロヘイヤには、酸化から体を守る「抗酸化作用」が強いβ－カロテンが豊富に含まれます。β－カロテンと言えばニンジンが有名ですが、モロヘイヤはニンジンを上回っています。１００g当たりのβ－カロテン含有量は、ニンジンの６９００μgに対し、モロヘイヤは1万μgです。

β－カロテンはフィトケミカルの一種です。フィトケミカルとは、植物にとって有害な紫外線や昆虫の攻撃から身を守る手段として、植物が自らつくり出している化学物質です。植物の色素や香り、辛味や苦味などに含まれるこの成分が、人間の体にとってもいい作用としてはたらくことがわかってきたため、最近では、健康のためにとるべき栄養素のひとつとして注目されています。

数千以上の種類があるフィトケミカルですが、大きく分類すると、「ポリフェノール」「カロテノイド」「含硫化合物」「テルペン類」「多糖類」の５つに分けられ、β－カロテンは、「カロテノイド」の一種です。カロテノイドには、強い抗酸化作用がありますが、**モロヘイヤはβ－カロテンのほかにも、抗酸化作用のある栄養素を数多く含んでおり、相乗効果で、ほかの野菜の追随を許さないほど圧倒的に高い抗酸化能を誇ります。**

●ビタミンAに変換され、美肌効果も

β-カロテンには、体内で必要な分だけビタミンAに変換されるという特徴があります。**ビタミンAには、皮膚や粘膜の新陳代謝を促進するはたらきがあるので、美肌効果が期待でき、粘膜の強化によって免疫機能を高める効果、視力を維持して夜盲症を予防・改善する効果**などがあります。

さらに、ほかの栄養素のはたらきを助ける役割もあり、ビタミンB群やビタミンD、ビタミンEなどは、ビタミンAが十分にないと効果を発揮できないと言われています。

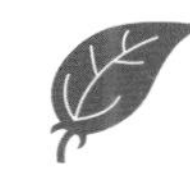

抗酸化物質で活性酸素を撃退しよう！

●増え過ぎると大変な活性酸素

呼吸で取り込んだ酸素のうちの数パーセントは体にとって好ましくない「活性酸素」に変わってしまいます。活性酸素は、体内で増え過ぎると、脂質、たんぱく質、DNAなどを攻撃し、がんや心血管疾患、そのほか、さまざまな疾患や老化の原因となるので、産生を抑えたり、生じたダメージの修復・再生を促したりするシステムが必要です。それが抗酸化防御機構であり、抗酸化に役立つ物質を抗酸化物質と言います。

●もともと備わっている抗酸化酵素だけでは足りない

体内の活性酸素は、紫外線や放射線、大気汚染、たばこ、薬剤、酸化された食べ物など、外部からのさまざまな刺激や、過度なストレスによっても増えると考えられています。これに対抗する手段として、人間の体には活性酸素を消去する酵素や、尿酸、アスコルビン酸やメラトニンといった抗酸化物質がもともと備わっています。しかし、次の2つの理由により、**食べ物から抗酸化物質を摂取して、その力を借りる必要があります。**

ひとつは、私たちの体にもともと備わっている抗酸化物質は、残念ながら20代をピークに加齢とともに減っていってしまうことが挙げられます。もうひとつは、それらでは消去できない活性酸素があるということです。

活性酸素は、狭義では「スーパーオキシド」「過酸化水素」「一重項酸素」「ヒドロキシラジカル」の4種類が知られています。そのうち、とくに酸化力の高い「一重項酸素」「ヒドロキシラジカル」は、もともと備わっている抗酸化物質では除去できません。

●植物のチカラ、抗酸化パワー

抗酸化物質として代表的なものには、ビタミンCやビタミンEなどのビタミン類のほか、ポリフェノール類やカロテノイド類があります。これらの抗酸化物質は主に野菜や果物などの植物に含まれており、モロヘイヤにも、β-カロテン、ルテインのほか、たくさんの種類のポリフェノール類やカロテノイド類が含まれています。**モロヘイヤに含まれる成分の解析検査では、300種類以上のポリフェノールが検出された**というデータがあります。山梨県総合理工学研究機構の研究報告書によると、モロヘイヤのポリフェノール含量は、100g当たり388mgで、ほかの野菜と比較して、種類も量も圧倒的に多いのです。

●飛び抜けた抗酸化力は、いろいろな抗酸化物質の総合的な効果

山梨県総合理工学研究機構が行った「県産野菜の抗酸化活性評価」の結果を表した図表2-3は、モロヘイヤの抗酸化力の圧倒的な高さを表しています。この驚異的な数

図表2-3 DPPHラジカル消去活性（Trolox相当量：μmol/100gと比較）

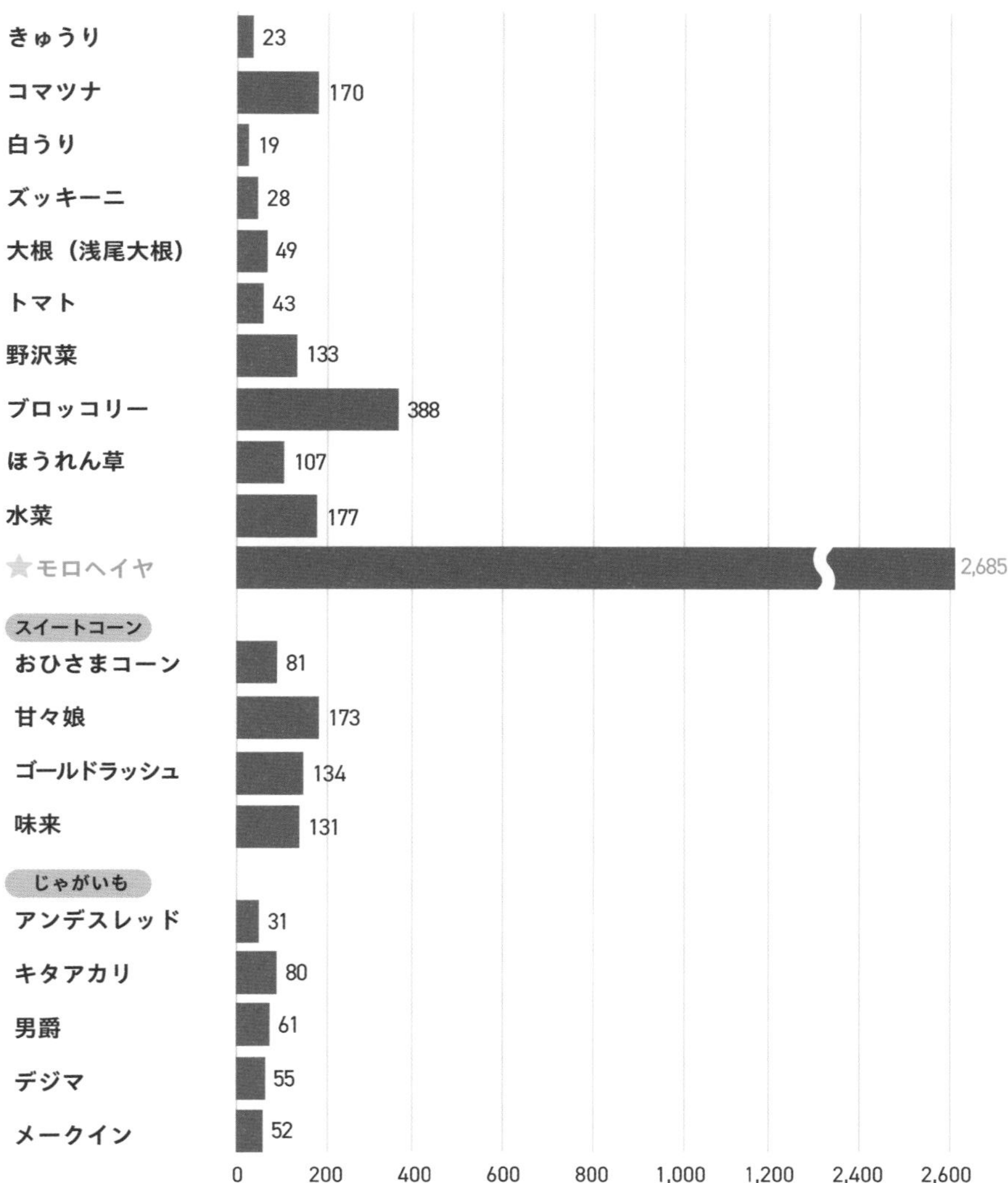

*この実験では「DPPHラジカル消去活性」という方法を使って調べています。

※DPPHラジカル消去活性とは
体内で細胞を酸化させるラジカル（活性酸素）の代わりに人工的につくられたラジカルであるDPPHに対する消去能を評価します。DPPHラジカルは溶媒に溶かすと紫色をしていますが、この溶液に抗酸化物質を含む抽出液を加えると、DPPHラジカルが消去され色が薄くなります。この色の吸光度を測定し抗酸化力を評価します。
出典：「平成17年度山梨県総合理工学研究機構研究報告書 第1号」

値は、ビタミンCやビタミンEに加え、モロヘイヤに含まれる多くの種類のポリフェノールやカロテノイドを合わせた、総合的な抗酸化力によるものだと思われます。抗酸化物質は、ひとつの種類に頼るのではなく、効果やはたらく場所の異なる多くの種類を摂取することでより大きい効果が期待できます。

豚肉にも引けをとらないビタミンBの含有量

●ビタミンBのミッションはエネルギーをつくり出すこと

私たちの体は、外から取り入れた食べ物や酸素を使って、分解や合成などの化学反応を繰り返しながら生命を維持しています。その化学反応にかかわるのが各種の酵素です。

ビタミンBは、これらの酵素のはたらきを助けるサポーターのような役目を担っています。全部で8種類あるので、まとめて「ビタミンB群」と呼ばれます。

ビタミンB群が一丸となってはたらく仕事場があります。それは、細胞内の「ミトコンドリア」です。ミッションは「エネルギーをつくり出すこと」。ミトコンドリアは「エネルギー工場」のような存在で、ひとつの細胞内に数百～数千個単位で存在しています。

エネルギーは、私たちが食べたものからつくられます。たんぱく質、脂肪、炭水化物などの栄養素が、体内で分解され、さまざまな化学反応を経てつくられますが、ビタミンB群は、ミトコンドリア内で化学反応を助ける心強いサポーター集団なのです。

●8つのビタミンBのうち7つがトップクラス

モロヘイヤは、8つのビタミンBのうちの7つを含み、そのどれもが高い含有量を誇ります。野菜には含まれないビタミンB_{12}は別にして、ほうれん草やケール、ニンジン、キャベツなどと比べても、圧倒的に多く含まれていることがわかります。野菜だけでなく、ビタミンＢが豊富と言われる豚肉など肉類と比較しても引けをとりません。モロヘイヤはまさに元気の素です。

ビタミンＢ群（８種類）のそれぞれのはたらきは図表２－４のとおりです。

●ビタミンＢ群を野菜でとるならモロヘイヤ一択！

肉類や魚介類など動物性食品に多く含まれるビタミンＢ群ですが、野菜のなかではモロヘイヤのビタミンＢ群の含有量はダントツです。**ビタミンＢ群には、複数の種類のビタミンＢを同時にとることで、より効果を発揮するという性質があります。**その意味でも、モロヘイヤは、ビタミンＢ群をとるのに適した野菜と言えます。

図表2-4 ビタミンB群(8種類)のはたらき

ビタミンB群	はたらき
ビタミン B_1 チアミン 糖質をエネルギーに変える	糖質をエネルギーに変えるのに必要なビタミン。運動でエネルギーを使う人や、疲れがなかなかとれないと感じている人に欠かせないビタミンです。また、お米やパンなどの炭水化物、甘いもの、日本酒やワインなどの醸造酒をたくさんとる人も、糖質をエネルギーに変えるため、ビタミン B_1がたくさん必要です。
ビタミン B_2 リボフラビン 脂質をエネルギーに変える	脂質をエネルギーに変えるのに必要なビタミン。脂っこい食事が多い人はぜひとるべきビタミンです。コラーゲンの生成を促す役目も担うビタミン B_2は、皮膚や粘膜、髪、爪などの再生にも役立っています。また「発育のビタミン」と呼ばれるほど、発育促進にとって重要です。成長期の子供に不足すると、成長障害の心配があります。
ビタミン B_3 ナイアシン 心の健康に	「幸せホルモン」とも呼ばれるセロトニンは、ビタミン B_3(ナイアシン)が不足すると生成されなくなってしまいます。これが、ナイアシンが心の健康に不可欠とされる理由です。また、二日酔いの原因「アセトアルデヒド」の分解にもかかわっているので、お酒をたくさん飲む人にも欠かせないビタミンです。
ビタミン B_5 パントテン酸 癒し系栄養素	ストレスをやわらげるはたらきのある、副腎皮質ホルモンの合成を促すビタミン B_5(パントテン酸)は、「抗ストレスビタミン」とも呼ばれます。また、さまざまな代謝に必要な、アセチル CoA の成分になるという重要な役目も担っています。
ビタミン B_6 ピリドキサール ピリドキシン ピリドキサミン たんぱく質・脂肪の代謝にも!	たんぱく質の代謝に欠かせないビタミンです。免疫機能の維持や赤血球のヘモグロビン合成、セロトニンや GABA、アドレナリンなどの神経伝達物質の合成を助けています。また、脂肪の代謝にもかかわり、肝臓に脂肪が蓄積するのを防いでいます。
ビタミン B_7 ビオチン 皮膚や粘膜、髪の健康に	体内でコラーゲンを合成する材料となるアミノ酸の代謝にかかわるビタミン B_7(ビオチン)は、皮膚や爪、髪、粘膜を健康に保つのに重要です。また、ヒスタミンを抑える抗炎症物質をつくって、アレルギー症状を緩和します。
ビタミン B_9 葉酸 赤血球をつくる造血のビタミン	「造血のビタミン」と呼ばれるビタミン B_9(葉酸)は、ビタミン B_{12}と協力して赤血球をつくるだけでなく、DNA の合成を促進して細胞の生産や再生にかかわるなど、私たちの体の成長に欠かせない栄養素です。不足すると肝臓の代謝が滞り、動脈硬化のリスクが高まります。妊娠中の女性に必要と言われますが、妊娠中の女性だけでなく、すべての人にとって重要な栄養素です。
ビタミン B_{12} コバラミン 健康な血液に欠かせない赤いビタミン	正常な赤血球をつくり、脳神経や血液細胞など、多くの組織を健康に保つために必要なビタミンです。アミノ酸や核酸の代謝にもかかわっています。ビタミンB_{12}は微生物がつくるので、動物性食品に多く含まれ、野菜には含まれません。ビタミンB群のなかで唯一モロヘイヤに含まれないビタミンBです。ベジタリアン食では不足する可能性があります。ゴマやピーナッツ、栗などの種実類や、のりやあおさ、ワカメなどの藻類で補いましょう。

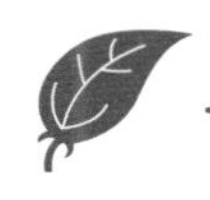

カルシウムの含有量は牛乳の2倍以上！

●カルシウムの意外な役割

カルシウムが丈夫な骨や歯をつくるのに重要な栄養素だということは、一般的にもよく知られています。しかし、それ以外にも、「筋肉を収縮させる」「酵素を正常にはたらかせる」「血液を凝固させる」「心筋の機能を正常に保つ」「体内のイオンバランスを正常値に保つ」「体内の浸透圧を一定に保つ」など、多くの役割を担っています。そして、これらの役割のスイッチの役目を果たしているのが血液中のカルシウムであるカルシウムイオンです。

カルシウムは、99％が骨や歯に存在し、必要な分だけカルシウムイオンとして血液中に溶け出して不足分を補いますが、汗や尿として排出されてしまうため、**不足しがちなミネラル**です。

カルシウムが多い食品と言えば、まず牛乳が思い浮かぶかもしれません。しかし、**100g当たりの含有量は、牛乳の110mgに対し、モロヘイヤは260mg。実はモロヘイヤのほうが2倍以上多いのです。**

●カルシウムは吸収率が低いのが弱点

「毎日、牛乳を飲んで気をつけていたのに、骨粗しょう症になってしまった」という話をときどき耳にします。確かに**牛乳はカルシウムが豊富ですが、吸収率は成人で40%ほど**と言われています。十分にとったつもりでも不足している場合があるので注意が必要です。

たとえば、牛乳コップ1杯（200㎖）には、カルシウムが約220mg入っていますが、取り込めるカルシウム量はその40%として、88mgしかないのです。牛乳だけで成人に必要なカルシウムをとろうとすると、1日にコップ7杯以上も飲まなくてはならない計算になり、現実的ではありません。

カルシウムは、乳製品だけでなく、大豆製品や魚介類、野菜など、いろいろな食品に含まれています。動物性食品だけでなく植物性食品からもとるようにしましょう。野菜では、モロヘイヤなどの緑黄色野菜に多く含まれますので、積極的に食べることをおすすめします。

●カルシウムと一緒にとるべき栄養素も重要

厚生労働省「日本人の食事摂取基準（２０２０年版）」によると、食事から摂取が必要なカルシウムの推奨量は男性で７５０〜８００mg、女性で６５０mg（ともに18〜64歳）とされています。カルシウムは欠乏すると、骨粗しょう症や高血圧、動脈硬化などにもつながりやすく、ほとんどの年代で推奨量までとれていないのが現状です。

吸収率の低いカルシウムは、ほかの栄養素と一緒にとることで吸収率を上げることができます。吸収率を高める栄養素は、ビタミンD、ビタミンK、葉酸（ビタミンB_9）、マグネシウム、たんぱく質、イソフラボンなどです。モロヘイヤは、カルシウムが豊富なだけでなく、ビタミンKや葉酸、マグネシウムなども含んでおり、**骨粗しょう症予防のために積極的にとっていただきたい食品**のひとつです。

「若返りの栄養素」ビタミンEも豊富

●ビタミンCと並んで抗酸化力が強い

ビタミンEと聞くと「アンチエイジング！」とすぐに反応される方は、とくに女性で多いのではないでしょうか。ビタミンのなかでは、ビタミンCと並んで抗酸化力が強く、病気や老化の原因となる酸化を防いでくれるので、「若返りのビタミン」と言われています。**健康のためにも美容のためにも、しっかりとりたいビタミン**です。

動物性食品よりも、ナッツ類や油脂類、葉野菜など植物性食品に多く含まれます。葉野菜のなかではモロヘイヤのビタミンE含有量はとくに多く、**ほうれん草やケールの約3倍です。100g当たりの含有量6・5mgは、それだけで1日の摂取目安量を超える**ほどです。

●脂溶性ビタミンの役割

抗酸化については、β-カロテンのところでお話しました。有害な活性酸素から体を守ってくれる抗酸化物質は、人間の体にも備わっていますが、残念ながら**20代をピークに加齢とともに減ってしまいます。**また、活性酸素のなかには、もともと備わっている酵素だけでは除去できないものもあります。そのため、私たちは食べ物からも抗酸化物質を取り入れる必要があるのです。

ビタミンCは水に溶ける水溶性ビタミンです。それに対して、ビタミンEは脂に溶ける脂溶性ビタミンです。細胞の内側と外側を仕切っている細胞膜や細胞内のミトコンドリアの膜、核膜などの「生体膜」は主に脂質からできており、それらを酸化から守る役目を担うのが脂溶性のビタミンEなのです。細胞の機能を正常に保つことや血管を健康に保つために不可欠です。

ビタミンEによって血中のLDLコレステロールの酸化を抑えたり、赤血球の破壊を防いだりすることができ、**血栓や動脈硬化、がん、そのほか加齢によって発症しやすい多くの疾患の予防効果が期待できます。**

●気になる美容効果は？

血管が健康に保たれて血行がよくなると、肌細胞に酵素や栄養素が届き、くすみが改善するなど美肌にもいい効果があります。新陳代謝が上がり、肌のターンオーバーが促進されて、シミやソバカスができにくくなり、保湿効果も期待できます。化粧品にビタミンEを配合したものが多いのはそのためです。

ビタミンCとビタミンEは、一緒にとることで相乗効果を発揮し、より効果が高まると言われています。

●免疫機能を増強する

抗酸化作用と並ぶ、ビタミンEのもうひとつの重要な作用が免疫機能のサポートです。**ビタミンEは免疫細胞の数を増やして活性化し、体のバリアを丈夫にすることで、体内に侵入したウイルスや病原菌から体を守ってくれる**ビタミンでもあるのです。酸化した脂質（過酸化脂質）は誤った免疫反応を起こす危険性がありますが、ビタミンEが過酸化脂質の生成を抑えて免疫反応を正常に保ちます。

●ビタミンEの欠乏に気をつけて

厚生労働省「日本人の食事摂取基準（2020年版）」によると、1日にとるべきビタミンEの目安量は、成人男性で6・5～7・0㎎、成人女性で5・0～6・5㎎です。日本人の摂取量の平均値は目安量を上回っていますが、食事に偏りのある方、ストレスの多い生活を送っている方、老化を感じている方、スポーツをされている方などは、より多くのビタミンEが必要です。欠乏しないように心がけるとよいと思います。

減塩＋モロヘイヤのカリウムで高血圧対策

●カリウムは塩分調整の強い味方

日本人は、成人のおおよそ3人に1人、高齢者の3人に2人が高血圧と言われています。食塩のとり過ぎは、高血圧の原因のひとつとなることが知られていますが、**カリウムは塩分調整の強い味方**です。体液の塩分濃度の維持に不可欠であり、さらに、ナトリウムの排出にも一役買っています。この仕組みは少し複雑なので、のちほど詳しく説明します。

カリウムは、藻類、果実類、イモおよびでん粉類、豆類、肉類、魚介類、野菜類など多くの食品に含まれますが、野菜では、モロヘイヤやほうれん草に多く含まれます。

●やっぱり多い！　日本人の塩分摂取量

日本人は昔からほかの国の人々に比べて食塩の摂取量が多く、減塩問題は健康管理の重要課題です。厚生労働省「日本人の食事摂取基準（2020年版）」によると、1日の塩分摂取量（食塩摂取量）の目標量は、成人男性で7・5g未満、成人女性で6・5g未満とされています。高血圧患者に関しては、予防や治療のために、1日6g未満に減塩することが推奨されています。

また、世界保健機関（WHO）は、2013年のガイドラインで、成人の食塩摂取量の目標値を1日5g未満とすることを推奨しています。これに対し、**日本人の実際の食塩摂取量の平均値は1日10・1gで、WHOの目標値の倍以上**になっています（厚生労働省「令和元年国民健康・栄養調査結果の概要」より）。

●塩分と高血圧の関係は？

さて、塩分と血圧のお話です。食塩（塩化ナトリウム）をとり過ぎると、血液中の塩分濃度が上がり、それを薄めるために血液中の水分が増えて血液量が増えます。血液量が増えると、ポンプである心臓がより大きな圧力をかけるため血圧が上がります。

人間の体液の塩分濃度は厳密に0・9％を維持する必要があり、この濃度が狂うと、細胞膜を通してさまざまな物質を出し入れしている細胞が正しく機能しなくなってしまいます。そこで、人間の体は、血圧を上げるリスクをとってまで水分を増やして塩分濃度を下げるわけです。

このとき、増やす水分は細胞膜の「浸透圧」によって、細胞のなかから血液中に染み出したものです。浸透圧とは、半透膜に仕切られた液体の濃度を均一にするために、濃度の低いほうから高いほうへと水分が移動する力のことです。浸透圧の発生には濃度差が必要であり、濃度差をつくるのにカリウムが不可欠になります。

体内にナトリウムイオンが入ってきたときに、細胞のなかにまで入ってしまうと濃度差が生まれません。そうならないように細胞膜には、ナトリウムイオンを細胞の外に汲み出すポンプのような仕組みがあります。これを「ナトリウム‐カリウムポンプ」と言い、この仕組みにはカリウムが必要なのです。

このはたらきによって、体液の塩分濃度は維持されますが、同時に血管内の水分量が増えて血圧が上昇してしまうわけです。血圧が上がれば、当然、血管壁や心臓に負担をかけます。だからこそ、塩分を控えた食事が大切というわけです。

カリウムはナトリウムの排出にも一役買っています。血液中のナトリウムは、いったんほとんどが尿中に排出され、有効な成分を再吸収する仕組みになっていますが、カリウムは、ナトリウムの再吸収を抑制し、排出量を増やします。

●カリウムの摂取には「調理の工夫も大切」

厚生労働省「日本人の食事摂取基準（２０２０年版）」によると、１日のカリウム摂取量の目安は、18歳以上の男性では２５００mg、女性では２０００mgです。また、高血圧の一次予防のための目標量としては、18歳以上の男性では３０００mg、18歳以上の女性では２６００mgと設定されています。

モロヘイヤは１００g当たり５３０mgと、豊富にカリウムを含みますが、**カリウムは水に溶ける性質があるので、長時間茹でたり、水にさらしたりすることで量が減ります。たくさんとるには調理の工夫も大切です。**

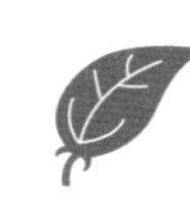

骨とコラーゲンの生成に必要なビタミンKも十分量

●実は体にとって重要なビタミンKのはたらき

ほかのビタミンほど有名ではないかもしれませんが、ビタミンKは出血を止めたり、骨や血管を守ったり、**体にとって重要なはたらきを担う「陰の実力者」的な存在**です。さらに新機能の報告もあり、注目度急上昇中の栄養素なのです。

モロヘイヤのビタミンK含有量は、１００g当たり６４０μg。ほかの野菜に比べてとても多く、これだけで日本人の摂取基準を大幅に超えています。

●出血を止めてくれる！

もしも出血して血が止まらなかったら大変です。傷ついた血管を塞いで血を止めてくれる仕組みがあるからこそ、私たちは多少の傷を負っても失血死せずに生きていられるのです。ビタミンKのはたらきで一番よく知られているのは、血液を凝固させて出血を止めることです。血液を凝固させる「血液凝固因子」というたんぱく質12種類のうち4種類は、ビタミンKがないと機能しない「ビタミンK依存性凝固因子」です。

●骨の材料はカルシウムだけではない！

骨は何でできていると思いますか？　多くの方が「カルシウム」と答えるのではないでしょうか？　もちろん、カルシウムも骨の材料のひとつですが、骨の土台は、実はコラーゲンなどのたんぱく質でできています。骨はコラーゲンにリン酸カルシウムなどのミネラルが沈着することでできているのです。骨がしなやかにしなったりできるのは、土台がコラーゲンだからで、もし、カルシウムだけでできていたら、すぐに折れてしまうでしょう。ビタミンKは骨の生成にも、骨の土台となるコラーゲンの生成にもかかわっています。

食事からのカルシウムは、約70％が体外に排出されてしまいます。ビタミンKは、骨にカルシウムをくっつける糊のような役目をする「カルシウム結合たんぱく質」を合成し、カルシウムの骨への定着を助けています。

●コラーゲンの生成

骨の強度は「骨密度」のほか、「骨質」によっても左右されます。「骨質」とは骨の材質や構造の特性のことです。骨の土台となるコラーゲンが大きくかかわっています。ビタミンKは、コラーゲンの合成を促進させ、骨質を高めることにも一役買っています。

●発見されたばかりの新機能にも期待！

2022年8月、東北大学大学院医学系研究科が、「フェロトーシスを防ぐ」という、ビタミンKの新たな機能について発表し注目を集めています。フェロトーシスとは、細胞膜のリン脂質の酸化で起こる細胞死のことで、フェロトーシスを防ぐことができれば、パーキンソン病やアルツハイマー病などの神経変性疾患、心臓・腎臓の虚血再灌流障害、脳卒中などの虚血性疾患、さらには脂肪性肝炎など、多くの病気の発症を抑制することが期待できるのだそうです。

●ビタミンKは国の摂取目安より多めにとる

厚生労働省「日本人の食事摂取基準(2020年版)」では、成人のビタミンKの1日の摂取目安量は男女ともに150μgに設定されていますが、この数値は血液凝固のはたらきを対象に策定されたものです。これに対し、カルシウムを骨に沈着させる因子の活性化には、おおむね1日当たり500μgは必要という研究結果があります。

ビタミンKには摂取上限がないため、もっとたくさんとるように心がけるのがいいかもしれません。骨粗しょう症の予防にも、若いうちからカルシウムとともにビタミンKを十分とりましょう。

ただし、ビタミンKは血液凝固を促進するため、ワーファリンなどの血液凝固を抑える薬を飲んでいる場合は、摂取を避ける必要があります。

意外と簡単！モロヘイヤの食べ方と保存方法

モロヘイヤは、ほうれん草やコマツナなどと同じように、葉と茎を食べる野菜です。茹でたり、炒めたりして、いろいろな料理に使えますが、特徴は茹でて刻むとオクラのような粘りが出ることです。この粘りによって、のどごしがよく、胃にやさしい料理ができます。

●モロヘイヤの旬は6～10月

インド西部から北アフリカが原産のモロヘイヤは、日本では6～10月が収穫時期になっています。沖縄などの一部の暖かい地域を除いて、一般的に店先に並ぶのは初夏から秋口までです。冬の手に入りにくい時期には、ネットショップなどで購入できる冷凍モロヘイヤや信頼できるサプリメントを使うのもおすすめです。

●シュウ酸の量はほうれん草の半分

モロヘイヤにはシュウ酸が含まれています。シュウ酸は一般的に「アク」と呼ばれるもので、ミネラルと結合してシュウ酸塩をつくります。ほうれん草やタケノコがシュウ酸の多い野菜として有名ですが、モロヘイヤにも、ほうれん草の半分くらいの量が含まれています。

ヒトの体内では、シュウ酸塩が沈着して尿路結石の原因になりますので、結石の持病のある方などは注意が必要です。また、食品中のカルシウムや鉄などのミネラルの吸収を妨げるという報告もあります。

シュウ酸の多い野菜は、料理の前に下茹でして使うことが奨励されています。しかし、生で食べることの多い野菜でも、キャベツやレタスなどのようにシュウ酸が多いものもあるので、よほど毎日大量に食べたりしないかぎり、それほど気にする必要はありません。

ただし、結石が気になる方は、量を制限したり、下茹でするなど調理を工夫したりしてください。

●下茹で方法

沸騰したお湯にモロヘイヤを入れ、1～2分茹でてからお湯を捨て、冷水で冷やします。お湯を捨てるのは、お湯のなかにシュウ酸が出ているからです。冷水で冷やすと鮮やかな色を保つことができます（図表2－5）。

●調理の工夫

小魚などのカルシウムを一緒にとることで、シュウ酸がカルシウムと結合し、体内での沈着が起こりにくくなり、結石のリスクが軽減されます。

●種とさやに注意

毒性のある成分を持つ野菜は意外と多く、ジャガイモの芽や、青いトマト、生のインゲン豆など、身近な野菜でも部位や調理方法に注意が必要なものがあります。モロヘイヤの種とさやには、強心配糖体が含まれています。強心配糖体は、薬としても使われる物質ですが、誤って食べると中毒を起こす可能性があります。

そのように聞くと心配になる方もいると思いますが、国の見解では、モロヘイヤに含まれる強心配糖体によって中毒の心配があるのは「種子とさや、発芽からしばらくの間の若葉だけ」ということです。

また、**市販のモロヘイヤには、種子やさやがついていることはありません。**ただし、自家栽培されたものに関しては注意が必要です。強心配糖体については、PART4で詳述しています。

●モロヘイヤの保存方法

ほかの葉野菜同様、モロヘイヤはあまり日持ちしません。新鮮なうちに食べるのがベストです。保存が必要な場合は、**湿ったペーパータオルにきっちりと包み、ビニール袋に入れて冷蔵庫や涼しい場所で保存**します。これで1週間くらい保存できます。

長期間にわたって保存したい場合は、さっと茹でて小分けにし、冷凍保存するのもいいでしょう。茹でて刻んだものを冷凍しておくと、必要なときにすぐに使えて便利です。また、**ミキサーにかけてペースト状にしたものを製氷皿に入れて凍らせた「モロヘイヤ氷」**を保存袋に入れて冷凍しておくと、必要なときに必要な分だけすぐに使えます。**モロヘイヤは解凍しても、味や粘りがあまり変わりませんので冷凍保存に適した野菜**です。

図表2-5 モロヘイヤの茹で方と保存方法

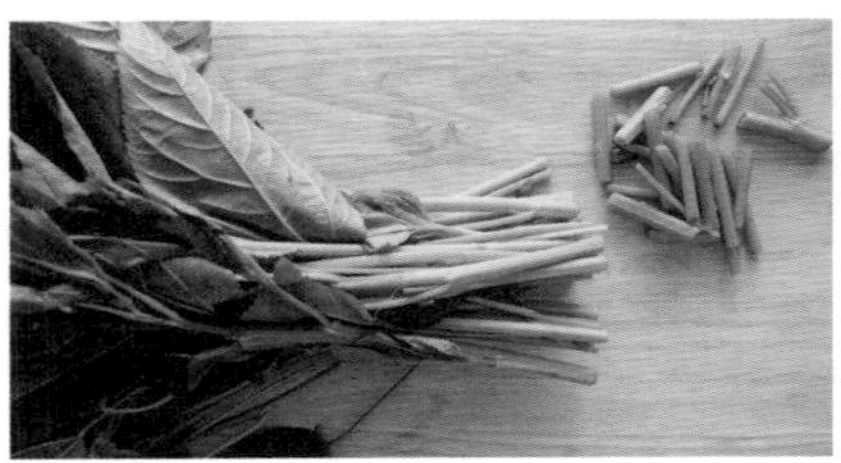

【茹で方①】茎は下のかたい部分は切り落とし、残りを長さ半分に切る

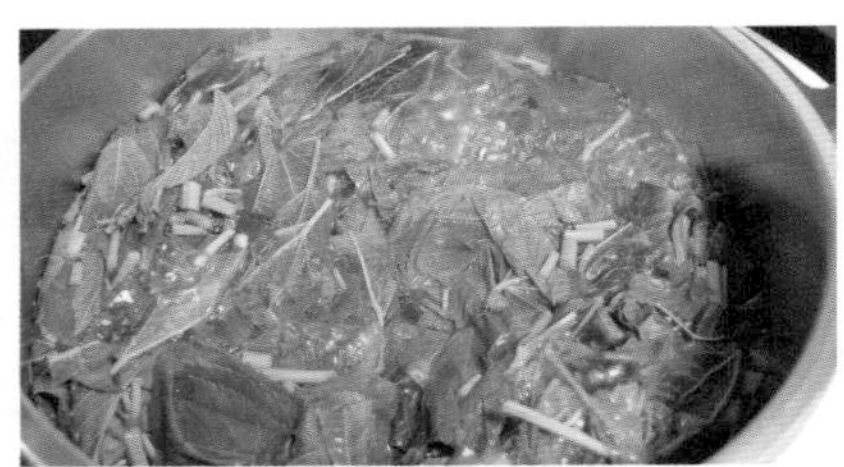

【茹で方②】沸騰したお湯にモロヘイヤを入れ、１～２分茹でる

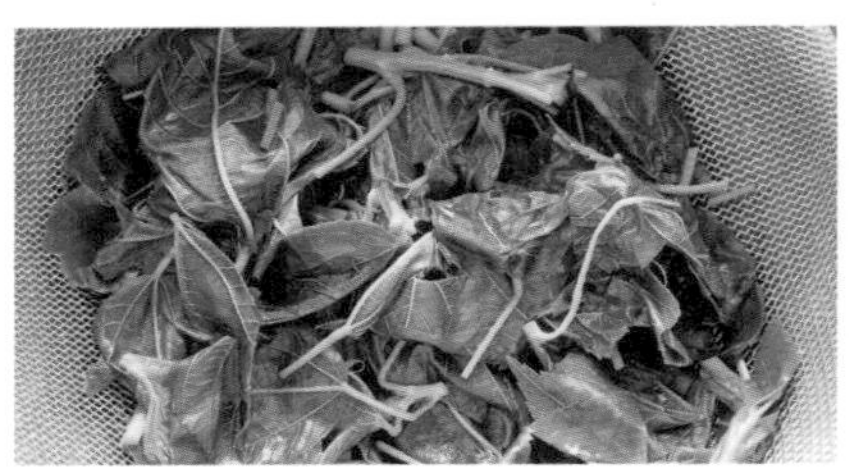

【茹で方③】ザルに上げて冷水で冷やす

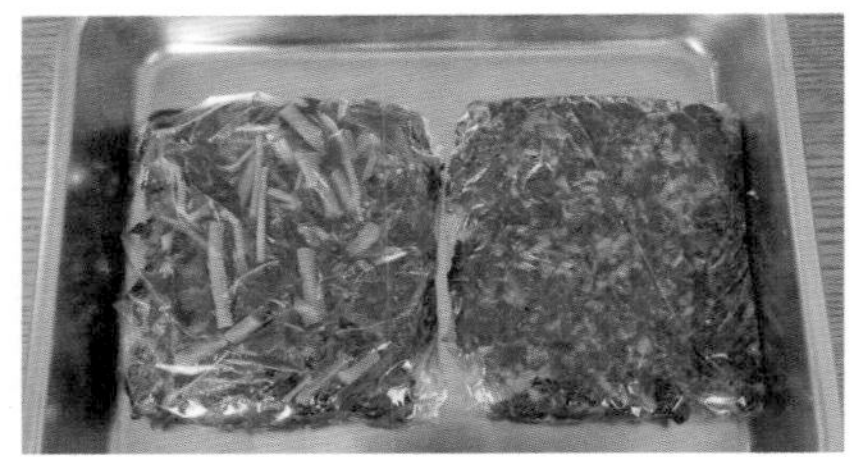

【保存方法】ビニール袋に入れて冷蔵庫で保存すると１週間はもつ。長期保存する場合は小分けにして冷凍庫へ

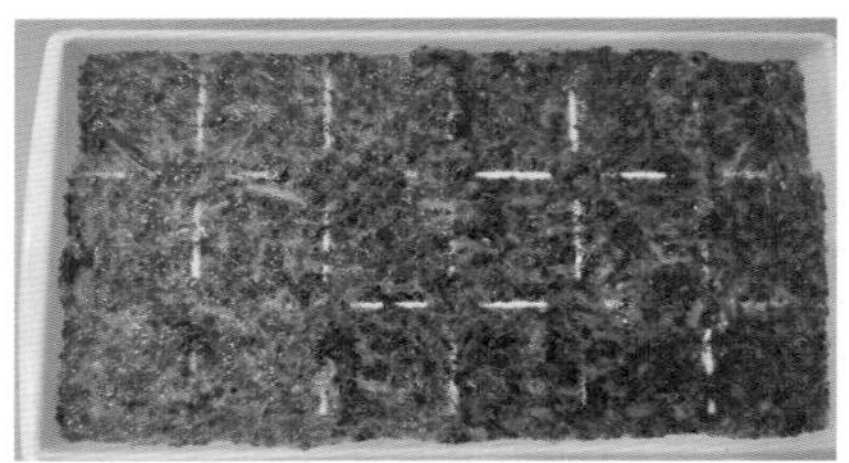

【モロヘイヤ氷①】ミキサーにかけてペースト状にしたモロヘイヤを製氷皿に入れて冷凍庫へ

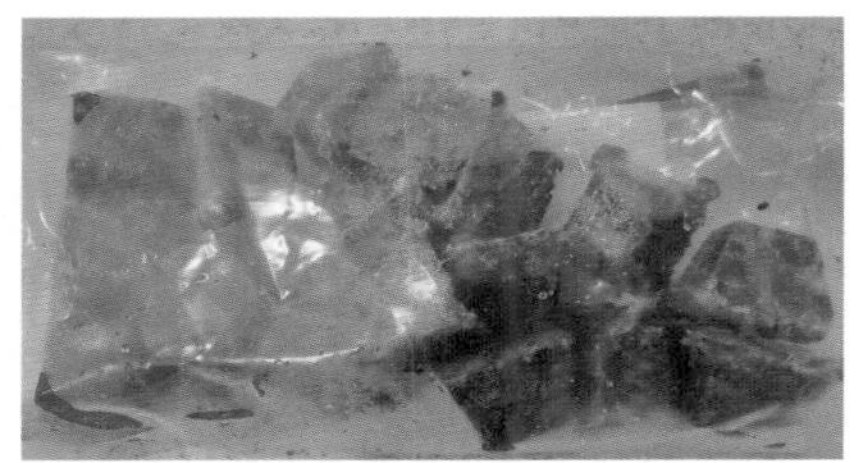

【モロヘイヤ氷②】凍ったら製氷皿から取り出し、保存袋に入れて冷凍保存する

モロヘイヤ料理のポイント

●おひたし・和え物

独特の食感のあるモロヘイヤは、おひたしや和え物におすすめの野菜です。適当な大きさに切ってさっと茹でます。茎がかたい場合は、茎を30秒くらい先に茹で始めます。1～2分でざるに上げ、冷水をかけたあと水気を切ります。そのままでもいいのですが、細かく刻むとモロヘイヤの特徴である粘りが出てきます。

●味噌汁・スープ

味噌汁やスープの具にもおすすめです。そのまま使ってもいいのですが、茹でて刻んだネバネバのモロヘイヤは汁にとろみをつけ、おいしいスープになります。味にクセのないモロヘイヤは、味噌汁にも中華風スープにもよく合います。

●ご飯や麺類のトッピング

茹でて刻んだモロヘイヤに生姜やネギを刻んで加えた和え物を、ご飯にのせて「麦トロご飯」のようにしていただきます。同じ要領で、うどんやそば、ラーメンなどのトッピングにもどうぞ。ネバネバが麺やご飯に絡んでのどごしもよく、栄養価もアップします。

●炒める・揚げる

ほかの葉野菜と同じように炒め物に使え、葉物野菜が少なくなる夏場の野菜炒めなどに重宝します。天ぷらやかき揚げなど、揚げ物にもおすすめです。モロヘイヤに豊富に含まれるβ-カロテンは、油と一緒にとると吸収率が高まります。

●混ぜる・練り込む

茹でて刻んだモロヘイヤを卵に混ぜて、だし巻き卵やオムレツにしたり、ハンバーグのタネや餃子の餡に混ぜる、お好み焼きに混ぜるなどしてもいいでしょう。モロヘイヤのネバネバでとろみをつけた、ヘルシーなカレーもおすすめです。

●ジュースやスムージー

生もしくは茹でたモロヘイヤをほかの野菜や果物と一緒にミキサーにかけ、栄養満点のジュースやスムージーにします。ヨーグルトを加えて、腸活ドリンクとして飲むのもおすすめです。

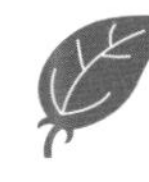

モロヘイヤは野菜補給の強い味方

厚生労働省は、2013年に改訂した「健康日本21」のなかで、野菜類の摂取目標を1日平均350g以上と定めています。生活習慣病予防など健康の維持のために、食物繊維、ビタミン、ミネラルなどを一定量摂取する必要があるという考えに基づき、これを食物からとるという想定で算出した数値です。

しかし、実際に食べられている量は、2018年の調査では、成人男性で約290g、成人女性で約270gと**約7割の人が目標量に達しておらず、若い世代では、さらに低い数字**になっています。

このような国の呼びかけにもかかわらず、野菜の摂取量は過去10年で、ほぼ横ばいの状態です。農林水産省の「野菜を食べようプロジェクト」など、野菜の消費拡大を推進するための数々の取り組みが行われています。

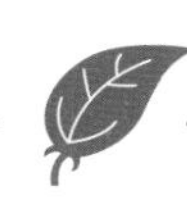

便利なモロヘイヤのサプリメント

モロヘイヤのように、さまざまな栄養素を豊富に含む野菜は、たくさん食べていただきたいのですが、夏野菜であるため一部の地域を除き、お店の店頭に並ぶのは6～10月くらいまでです。それ以外の時期には、旬の時期に自分で冷凍保存しておいたものを使ったり、通販などで冷凍モロヘイヤを購入したりする方法もあります。

そのほか、栄養補給という意味では、モロヘイヤの粉末や、サプリメントでとるのもいいでしょう。サプリメントを利用する場合は、単体の栄養素ごとのものよりも、**モロヘイヤに含まれる多くの種類の栄養素を丸ごととれるように、野菜としてのモロヘイヤに近いもの**をおすすめします。サプリメントは、手軽に携帯もでき、長期保存も可能で、野菜不足になりがちな旅行中や災害時などの栄養補給にも重宝します。

モロヘイヤ愛好家が語る腸活 2

小島よしおさん

刻めば出てくる独特の粘り気が魅力 僕の美肌はモロヘイヤのおかげ

「そんなの関係ねぇ!」で一世を風靡したお笑い芸人の小島よしおさんは、近年、YouTubeで再ブレイク中。子供たちに大人気のチャンネル「小島よしおのピーヤの休日」では野菜の歌を次々に発表し、「モロヘイヤのうた」も好評です。そんな小島さんにモロヘイヤの魅力や腸の健康のために気をつけていることについて、お話をうかがいました。

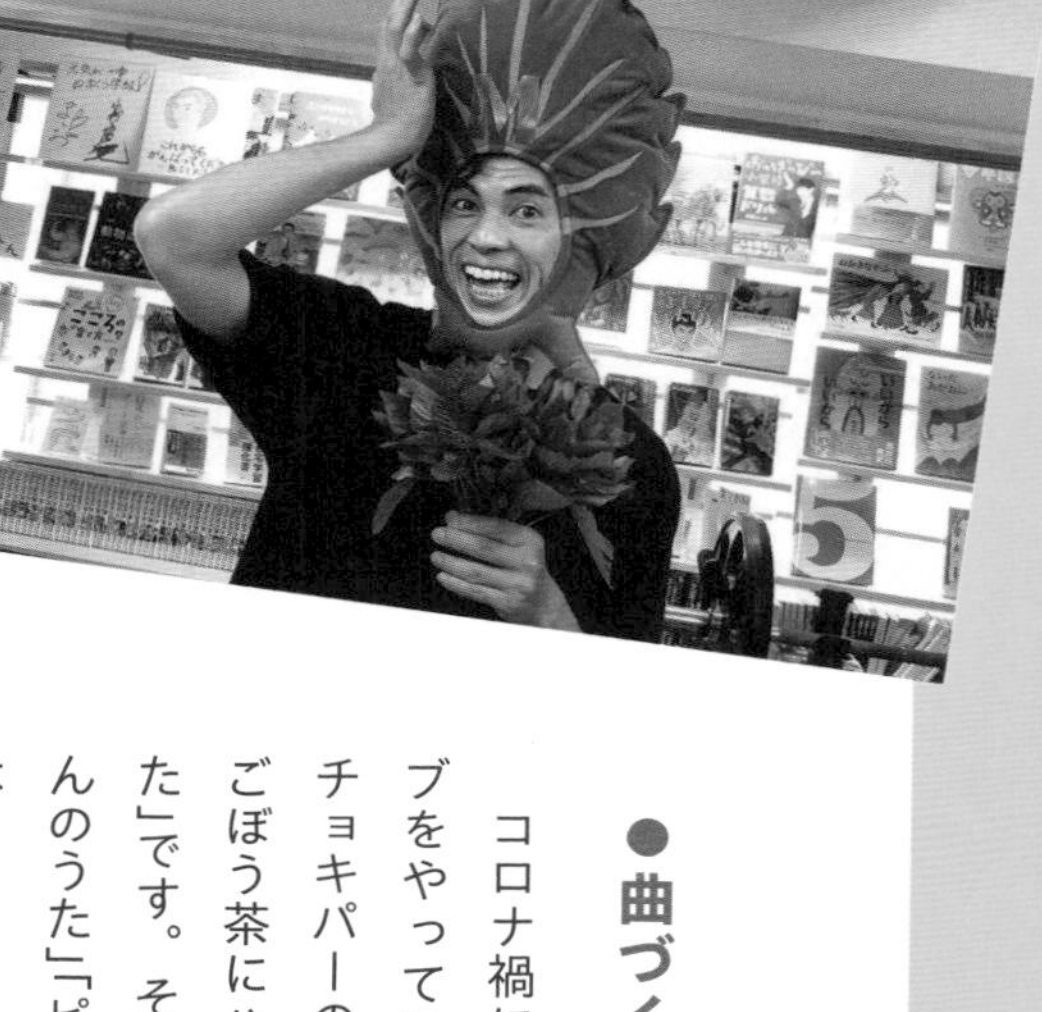

●曲づくり前に野菜の情報を徹底リサーチ

コロナ禍になる前の約10年間は、毎年100回ほど子供向けライブをやっていて、そのなかで、「よしおのアルプス一万尺」や「グーチョキパーの歌」とともに、「野菜の歌」シリーズを始めました。当時、ごぼう茶にハマっていたことから最初につくったのは「ごぼうのうた」です。その後、「アスパラガスのうた」「きゅうりのうた」「にんじんのうた」「ピーマンのうた」など次々に発表し、「モロヘイヤのうた」は2021年7月に完成しました。

僕はもともとＷＡＧＥという5人グループでお笑いをやっていたのですが、メンバーの一人でミュージシャンでもある手賀沼ジュンが曲づくりを手伝ってくれています。事前に曲の雰囲気や歌詞にする内容をリサーチして、大枠を決めてから手賀沼に依頼します。

たとえば、「モロヘイヤのうた」なら、「エジプトのほうの野菜だから、アラブっぽい曲でいこうか」という具合です。できた曲を僕が聞いて修正を加える作業を何回か繰り返して完成させています。

モロヘイヤの魅力はなんといっても、あの粘り気にあると思います。刻めば刻むほどに出てくるあの独特な粘り気。それでもどこか、みずみずしくキラキラしていて若々しい印象があります。諸説はありますが、もしクレオパトラが本当にモロヘイヤを食べていたとしたら、その美貌の秘密にはきっとその影響があったんだと思います。

テレビやイベントなどで僕を見かけたときに「あっ美肌！」と思ったら、それはきっとモロヘイヤのおかげです（笑）。おっぱっぴー。

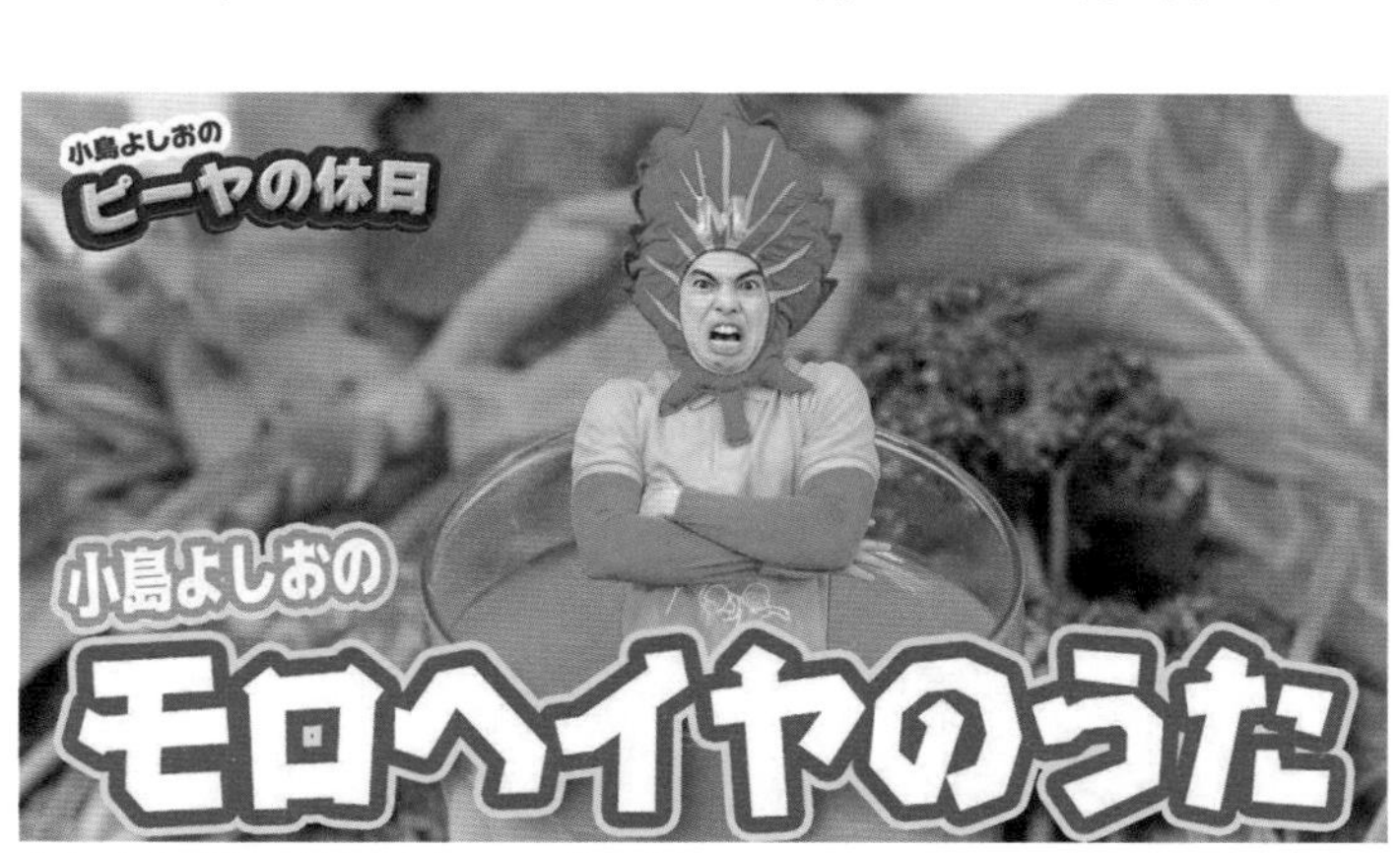

「ピーヤの休日」で公開中の「モロヘイヤのうた」

●「ピーヤファーム」でモロヘイヤを栽培

野菜の歌をやっているうちに、実際に野菜がどのように育つのかを子供たちに見てもらいたいと思うようになりました。そこで、都内に畑を借りて野菜の栽培を始めました。畑の名前は「ピーヤファーム」です。きゅうり、トマト、枝豆、そして、モロヘイヤも育てています。

モロヘイヤの栽培で驚いたのは、その種の小ささです。種というとスイカの種のような大きさを想像していましたが、とにかく小さい。こんなに小さくて本当に芽が出るのか心配でした。しかし、それも杞憂で力強く真っ直ぐ空に向かって成長しました。このピンと背筋が伸びたような垂直感も僕は好きです。

摘んだものは茹でて三杯酢でいただきました。めちゃめちゃおいしかったです。あまり料理をするほうではないのですが、とても簡単でした。

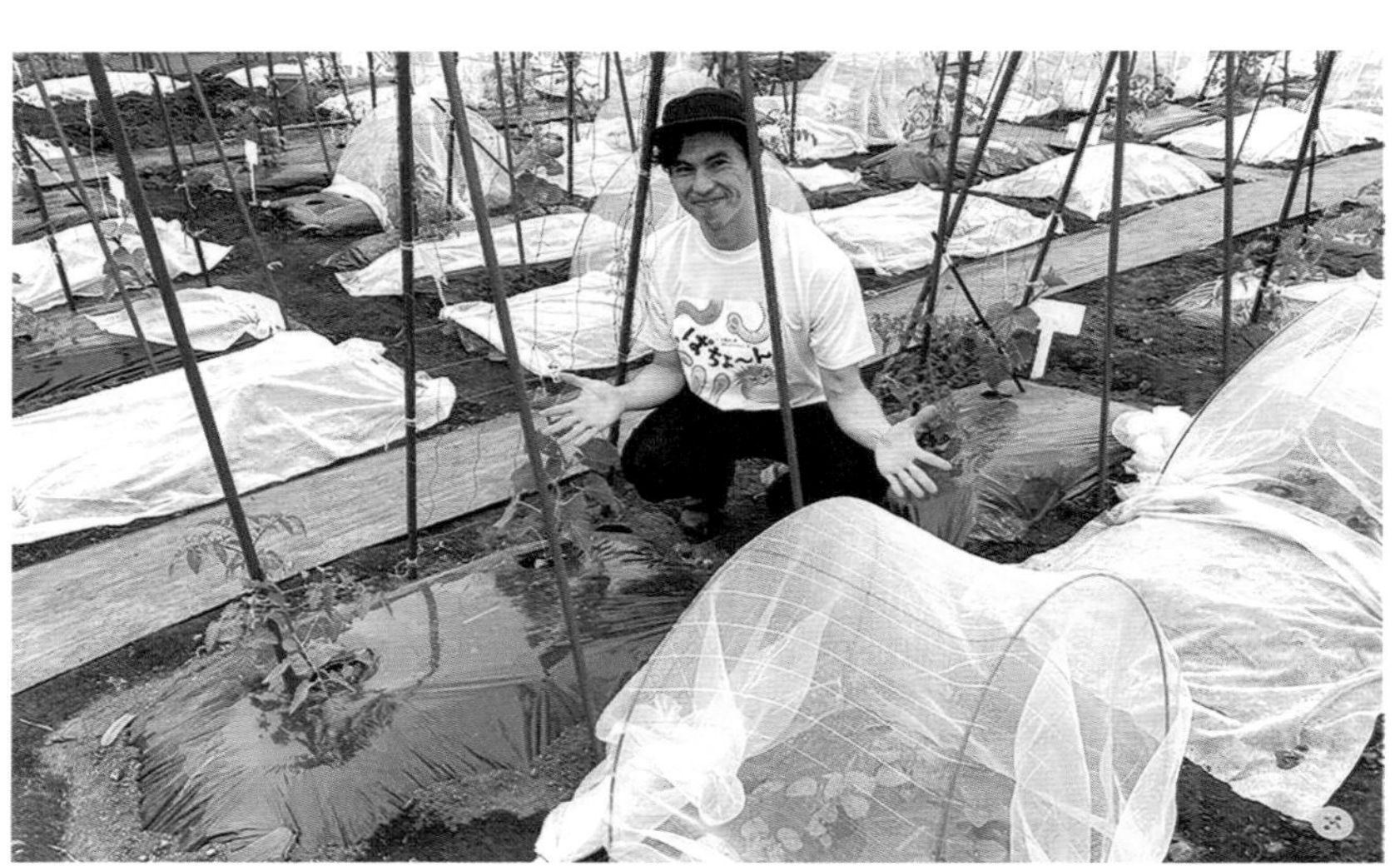

ピーヤファームでモロヘイヤを育てる小島さん

やはり、自分で育てたものは格別で、一緒に食べた後輩芸人たちもとても喜んでくれました。最終的にはみんなで「モロヘイヤのうた」を大合唱しました(笑)。

●いろんなものを食べると腸が強くなる気がする

最近、朝にランニングすることが多く、走っていると腸が活発化するのか、何回かに1回は心肺機能ではなく、便意との闘いになることがあります(笑)。朝、走った日は必ずお通じもありますし、お肌のノリがいいです。

食事面ではキムチや納豆などの発酵食品が好きで、晩酌のアテにしたりします。あと気をつけているのは、いろんなものを食べることです。そのほうが、腸が強くなれる気がしています。

それと、モロヘイヤのサプリメントを1日20〜30粒ほど飲んでいます。泊まりのロケなどは自分の意図するタイミングや内容の食事ができないことが多いので、すごく重宝しています。

腸活ピーヤ!

●こじま・よしお

1980年生まれ。沖縄県出身。タレント・お笑い芸人。2007年に「そんなの関係ねぇ!」「おっぱっぴー」でブレイク。同年のユーキャン新語・流行語大賞にノミネートされる。早稲田大学卒の経歴を活かし、クイズ番組、バラエティ番組で活躍。近年は、子供向けライブや、YouTube(「小島よしおのおっぱっぴー小学校」「ピーヤの休日【ピーヤTV】」)から発信を続け、子供たちからも人気を博している。

PART
3

簡単！ おいしい！「モロヘイヤ」を使った腸活レシピ

平井美穂

平井外科胃腸科クリニック
管理栄養士

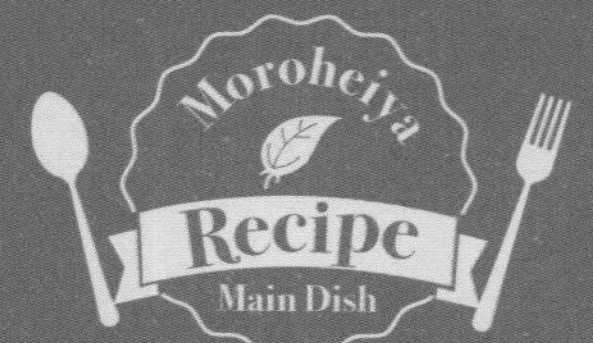

滋養強壮！ネバネバ丼

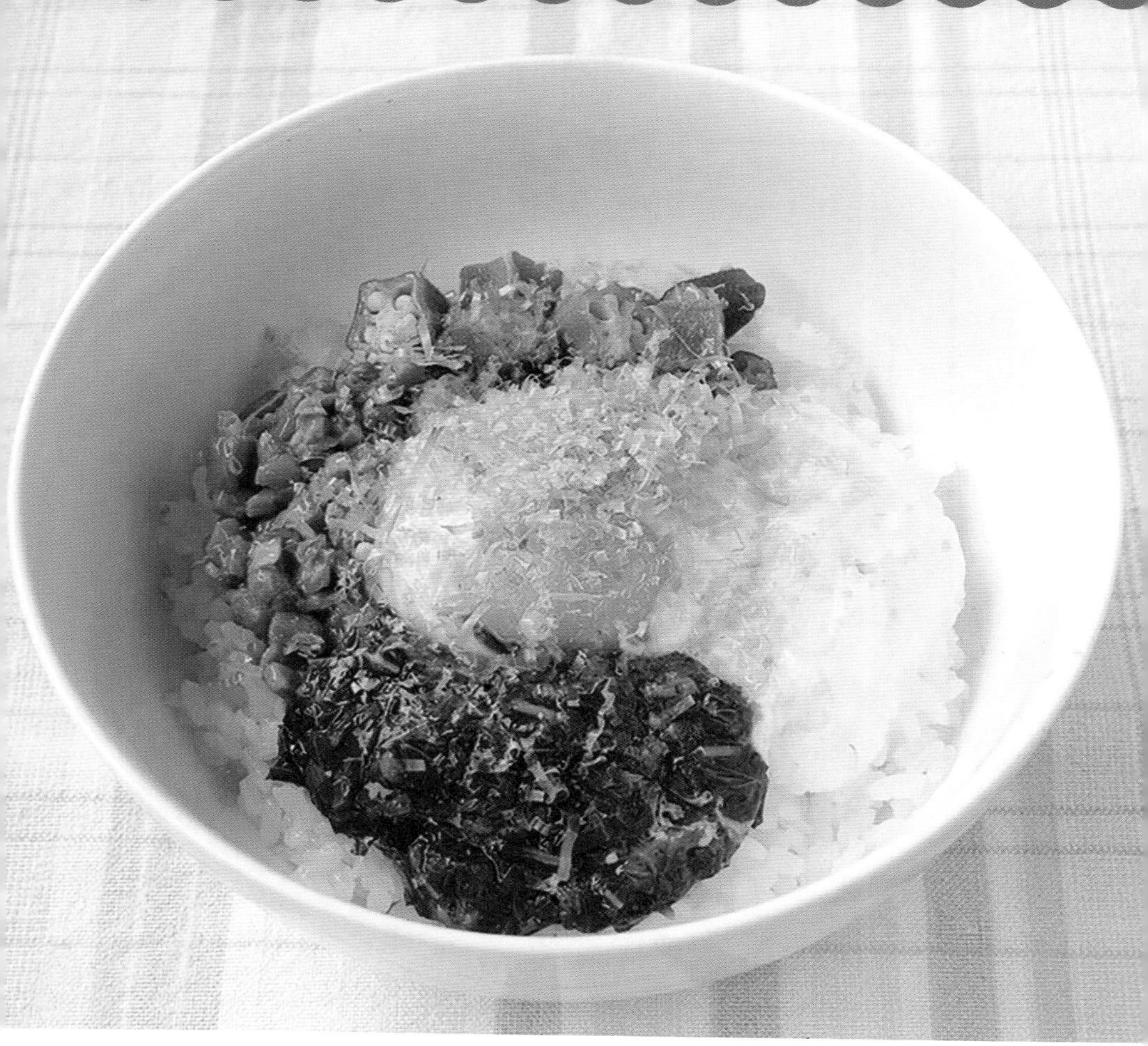

ビタミンやミネラル、食物繊維を豊富に含む、ネバネバ食材を4種類のせました。栄養価が高いだけでなく、胃にもやさしく、長芋に含まれるデンプンの分解酵素ジアスターゼ、納豆に含まれるたんぱく質分解酵素のナットウキナーゼなどの酵素が消化を助けてくれます。

材料（2人分）

ご飯……2膳分
モロヘイヤ……1/2束
納豆……1パック(40g)
長芋……100g
オクラ……4本
温泉卵……2個
かつお節……2つまみ
酢……小さじ1/2

だししょうゆ

だし汁……50ml
しょうゆ……大さじ2
みりん……大さじ1/2
砂糖……小さじ1/2

※だししょうゆは市販のものでも可

つくり方

1. 鍋に**だししょうゆ**の材料をすべて入れ、ひと煮立ちさせる（耐熱容器で温めてもよい）。
2. モロヘイヤは茎の根元のかたい部分を取り除き、長さを半分に切ってやわらかくなるまで茹で、冷水にとって細かく刻む。
3. 鍋に少量の水を沸かしてオクラをさっと茹で、小口切りにする。
4. 納豆は刻み、長芋はすりおろして変色防止用に酢を混ぜておく。
5. 丼にご飯を入れ、上にモロヘイヤ、オクラ、長芋、納豆、温泉卵をのせて、かつお節をふりかける。
6. **だししょうゆ**をかける。

温泉卵のつくり方

1. 卵のおしり（とがっていないほう）に針などのごく細いもので小さく穴を開ける（ガスを抜いて、殻に白身がくっつかないようにするため）。
2. 鍋に卵がかぶるくらいの湯を沸かし、火からおろして卵を入れ、10分置く。
3. 卵を水で冷やす。殻を半分くらいむいてから器に出す。

材料（2人分）

モロヘイヤ……1/2束
牛豚合びき肉……180g
たまねぎ……中1/2個
トマト……1/2個
にんにく……1片
しょうが……1片
オリーブ油……大さじ1/2
カレー粉……大さじ2

A
ケチャップ……大さじ1
ウスターソース……大さじ1
コンソメスープ（顆粒）……小さじ1
塩……小さじ1/2

ご飯……2膳分
温泉卵……2個

つくり方

1. モロヘイヤは茎と葉に分け、茎は細かく、葉は1cm幅に切る。たまねぎはみじん切り、トマトは角切りにする。にんにくとしょうがをすりおろす。
2. フライパンににんにく、しょうが、オリーブ油を熱し、ひき肉を炒める。ひき肉の色が変わり始めたら、たまねぎとモロヘイヤの茎を加えて炒める。
3. たまねぎが透明になったら、トマト、カレー粉、【A】、水100ml（分量外）を加えて、混ぜながらひと煮立ちさせる。
4. モロヘイヤの葉を加えて粘りが出てくるまで混ぜ、塩で味をととのえる。
5. 皿にご飯とドライカレーを盛り、温泉卵（つくり方は135ページ参照）を添える。

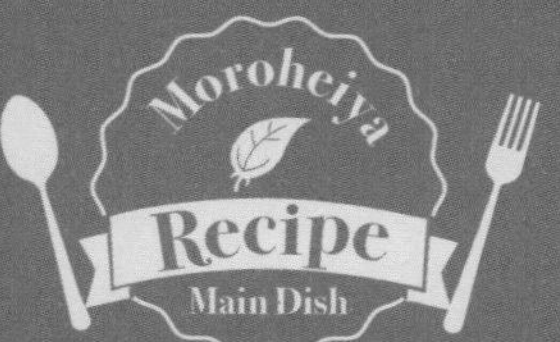

モロヘイヤのドライカレー

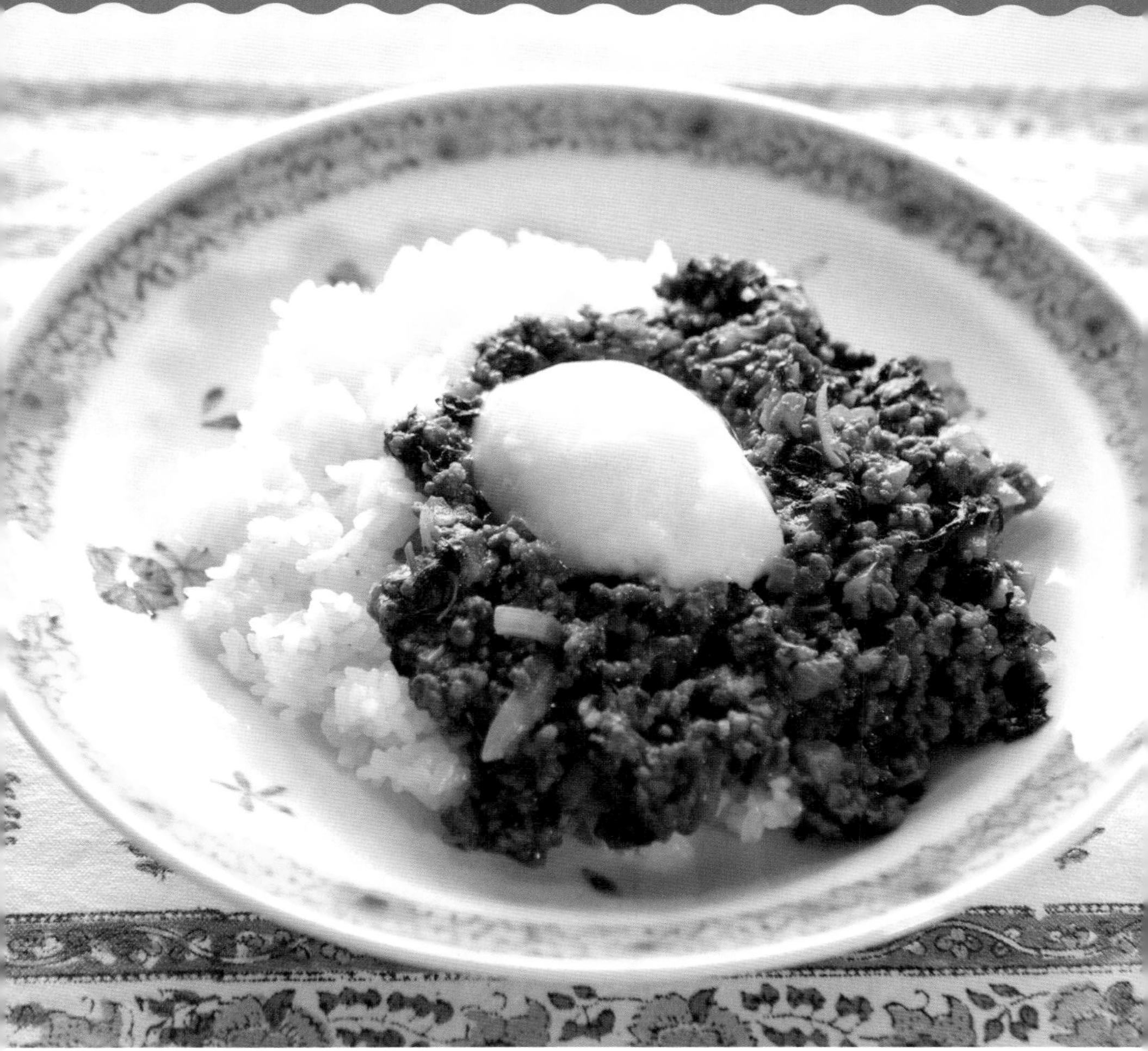

モロヘイヤの粘りで小麦粉なしでもドライカレーがしっとりまとまります。ひき肉とモロヘイヤで活力と美肌の素であるビタミンB群がたっぷり！　食欲増進のスパイスも効いて元気が出る一皿です。

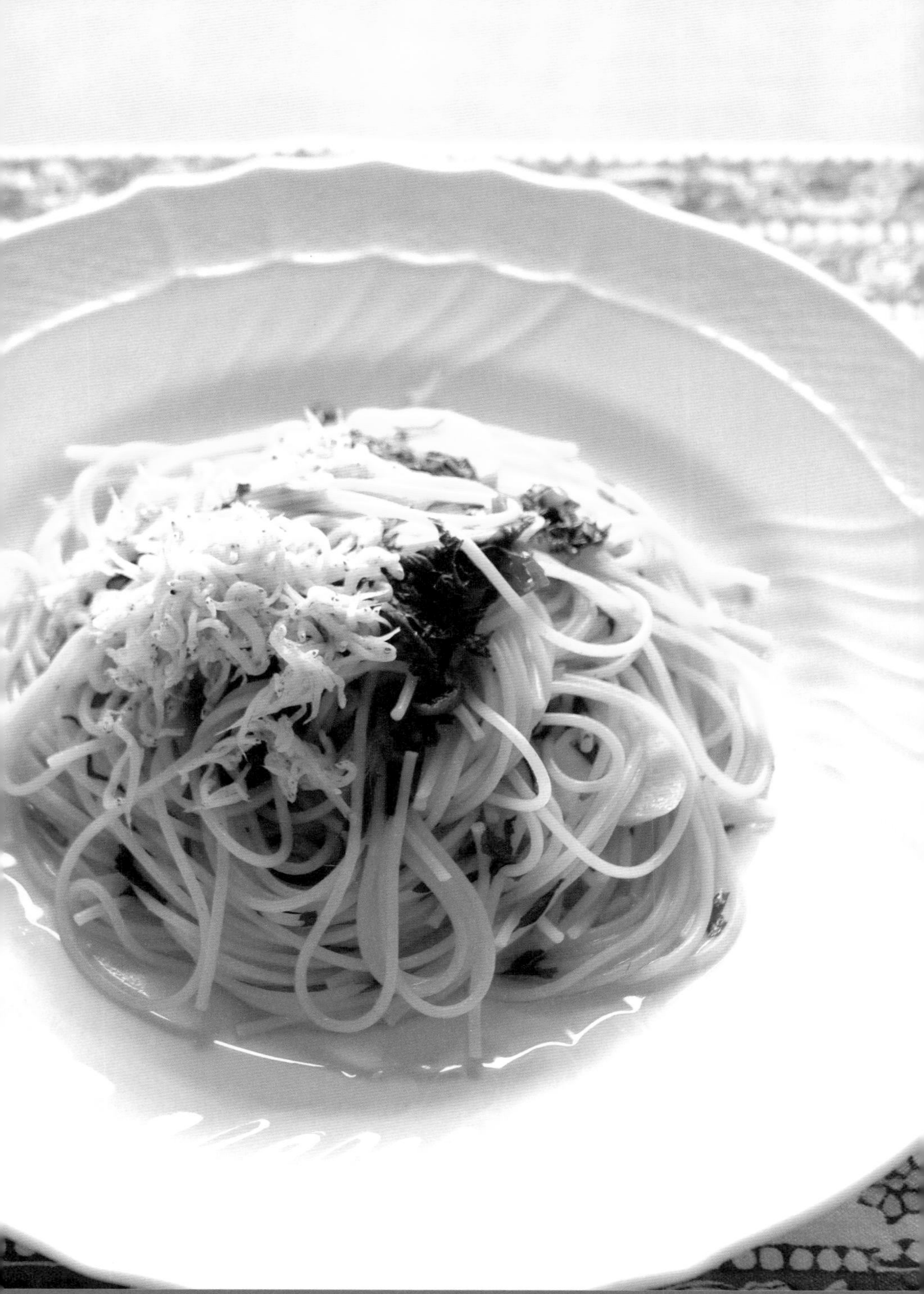

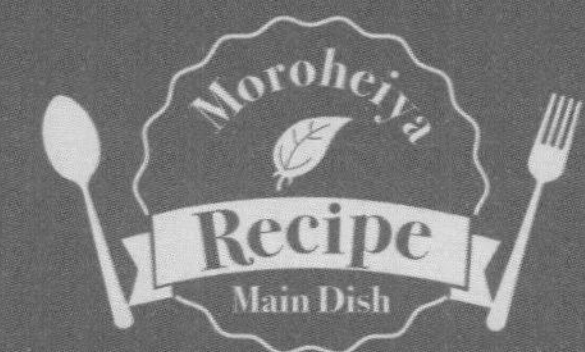

モロヘイヤとしらすのペペロンチーノ

モロヘイヤとしらすでカルシウムがたっぷりとれるペペロンチーノ。モロヘイヤの粘りでのどごしがよく、色彩のコントラストも爽やかです。不足しがちなカルシウムは毎食意識してとるようにしたいものです。

材料（2人分）

スパゲッティ(乾)……160g
モロヘイヤ……1/2束
アンチョビフィレ……2尾
にんにく……1片
鷹の爪……1本
しらす……適量
オリーブ油……大さじ1
塩……適量

つくり方

1. 多めの塩を加えた湯でスパゲッティをアルデンテ（歯ごたえが残る程度）に茹でる。茹で汁（パスタ湯）は残しておく。
2. にんにくは薄切りにし、鷹の爪は半分に切って種を取り除き、輪切りにする。
3. モロヘイヤを茎ごと茹で、冷水にとる。包丁で細かく刻む。
4. 鍋ににんにく、鷹の爪、オリーブ油を入れて弱火にかける。
5. にんにくの香りが出てきたら刻んだアンチョビフィレ、モロヘイヤ、パスタ湯をレードル（おたま）1杯加える。
6. スパゲッティを⑤に加えて手早く和え、塩で味をととのえる。
7. 器に盛り、しらすを添える。

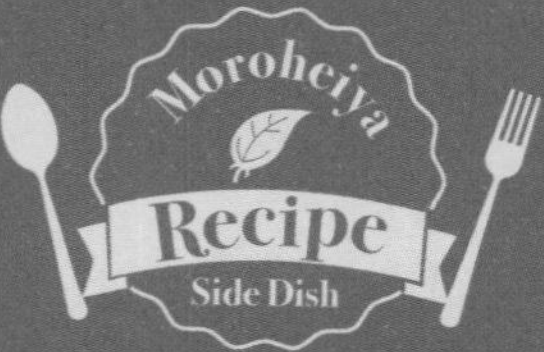

モロヘイヤとツナのチーズチヂミ

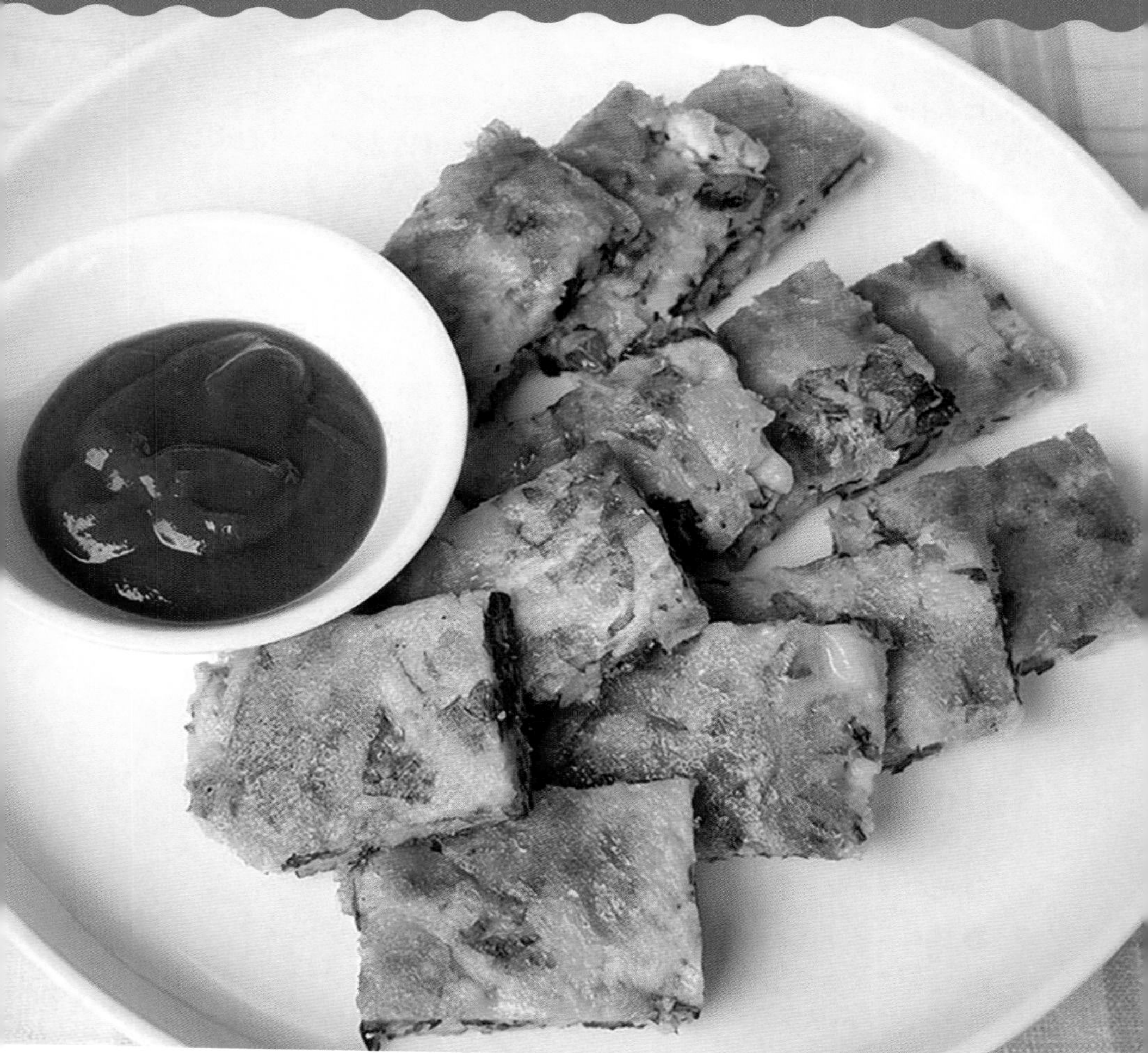

両面のチーズがカリカリでおいしい！　おつまみにも子供のおやつにも大人気のメニューです。そのままでも十分に味は付いていますが、ソースをつけて味の変化も楽しんでください。今回はケチャップソースをご紹介します。

材料
（26cmのフライパンに1枚分）

モロヘイヤ ……………… 1/2束
ピザ用チーズ ……………… 30g
サラダ油 ……………… 大さじ1/2

ソース
- **ケチャップ** ……………… 大さじ2
- **コチュジャン** ……………… 小さじ1
- **しょうゆ** ……………… 小さじ1

A
- **薄力粉** ……………… 30g
- **片栗粉** ……………… 20g
- **卵** ……………… 1個
- **ツナ缶オイル漬け** …1缶（約70g）
- **鶏ガラスープの素** …小さじ1
- **塩** ……………… 少々
- **水** ……………… 50ml

つくり方

❶ **ソース**の材料を混ぜ合わせる。

❷ モロヘイヤは茎の根元のかたい部分を取り除き、長さを半分に切ってやわらかくなるまで茹で、冷水にとって適当な大きさに切る。

❸ ボウルに、②と【A】を入れて混ぜ合わせる。

❹ フライパンにサラダ油を引いて、ピザ用チーズの半量を全体に広げ、その上から③を入れて平らにして焼く。その上にチーズの残り半量をまんべんなくのせる。

❺ 下面が焼けたら、ひっくり返して焼く。

❻ 両面にこんがりと焼き色がついて中まで火が通ったらでき上がり。お好みで**ソース**をつけてお召し上がりください。

Moroheiya Recipe Side Dish

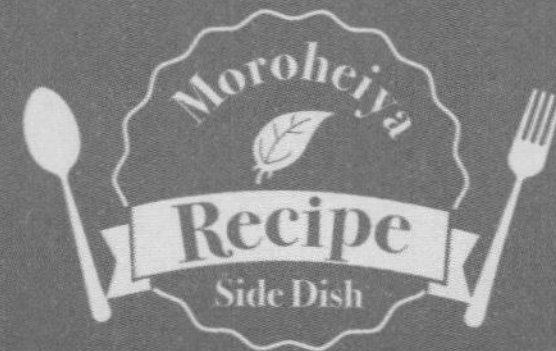

モロヘイヤのフレッシュサラダ

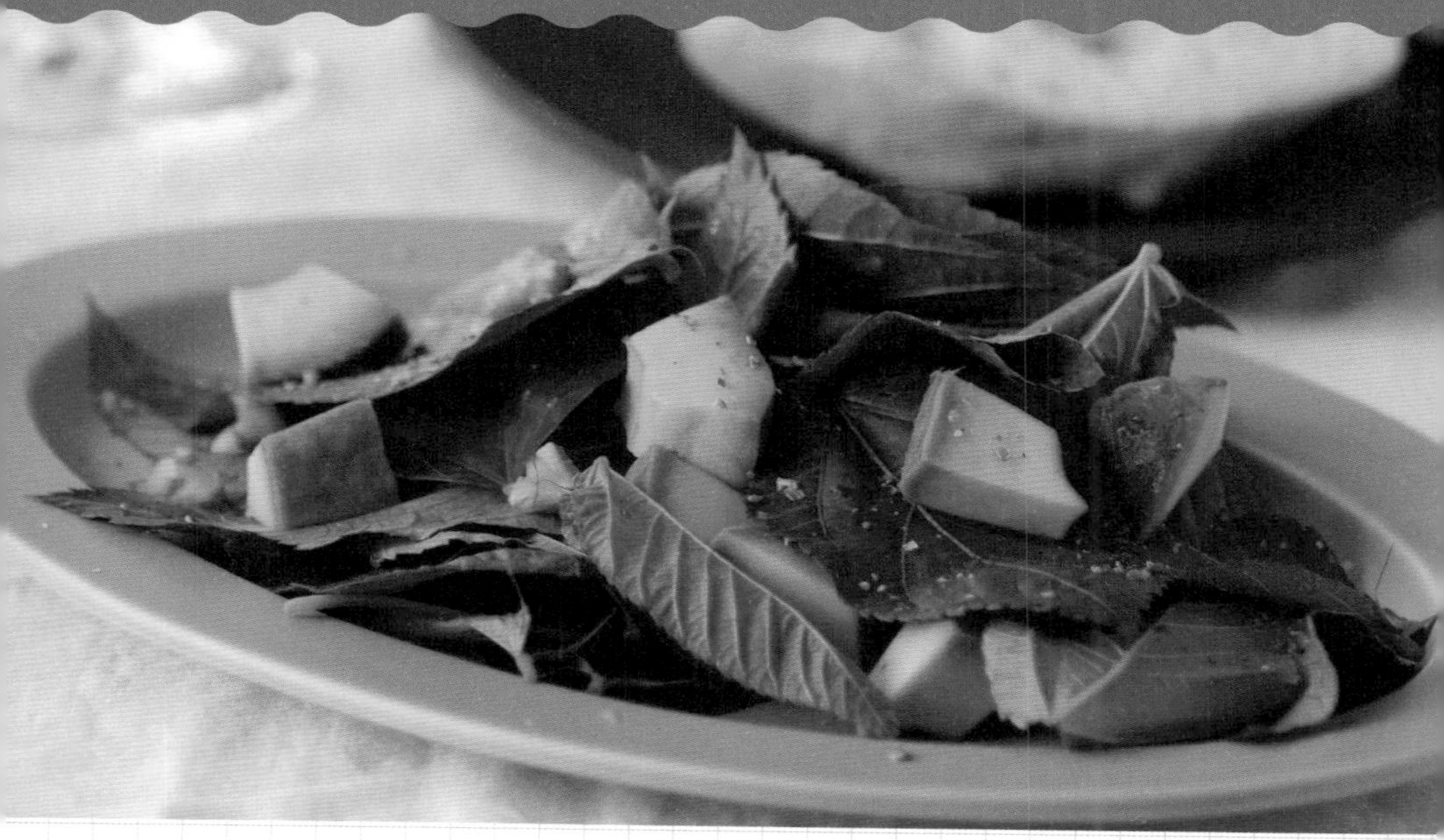

新鮮なモロヘイヤの葉を生のままサラダでいただきます。アボカドやくるみを添えればビタミンEがたっぷりで血液サラサラ、アンチエイジングや美容効果も！

材料（2人分）

- **モロヘイヤ** ………1/2束
- **アボカド** ……………1/2個
- **くるみ** ………………適量
- **オリーブ油** ………大さじ1
- **塩** ……………………適量

つくり方

1. モロヘイヤはよく洗って水気を切り、葉を一枚ずつちぎる。
2. アボカドを半分に切って種を取り、皮をむいて1cm角に切る。
3. モロヘイヤの葉とアボカドを皿に盛り付け、砕いたくるみ、オリーブ油、塩をかける。

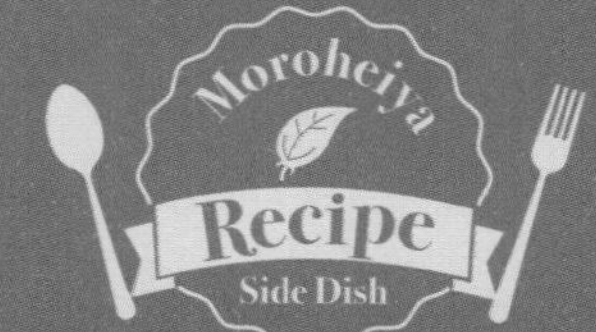

モロヘイヤと鶏むね肉の中華風ドレッシング和え

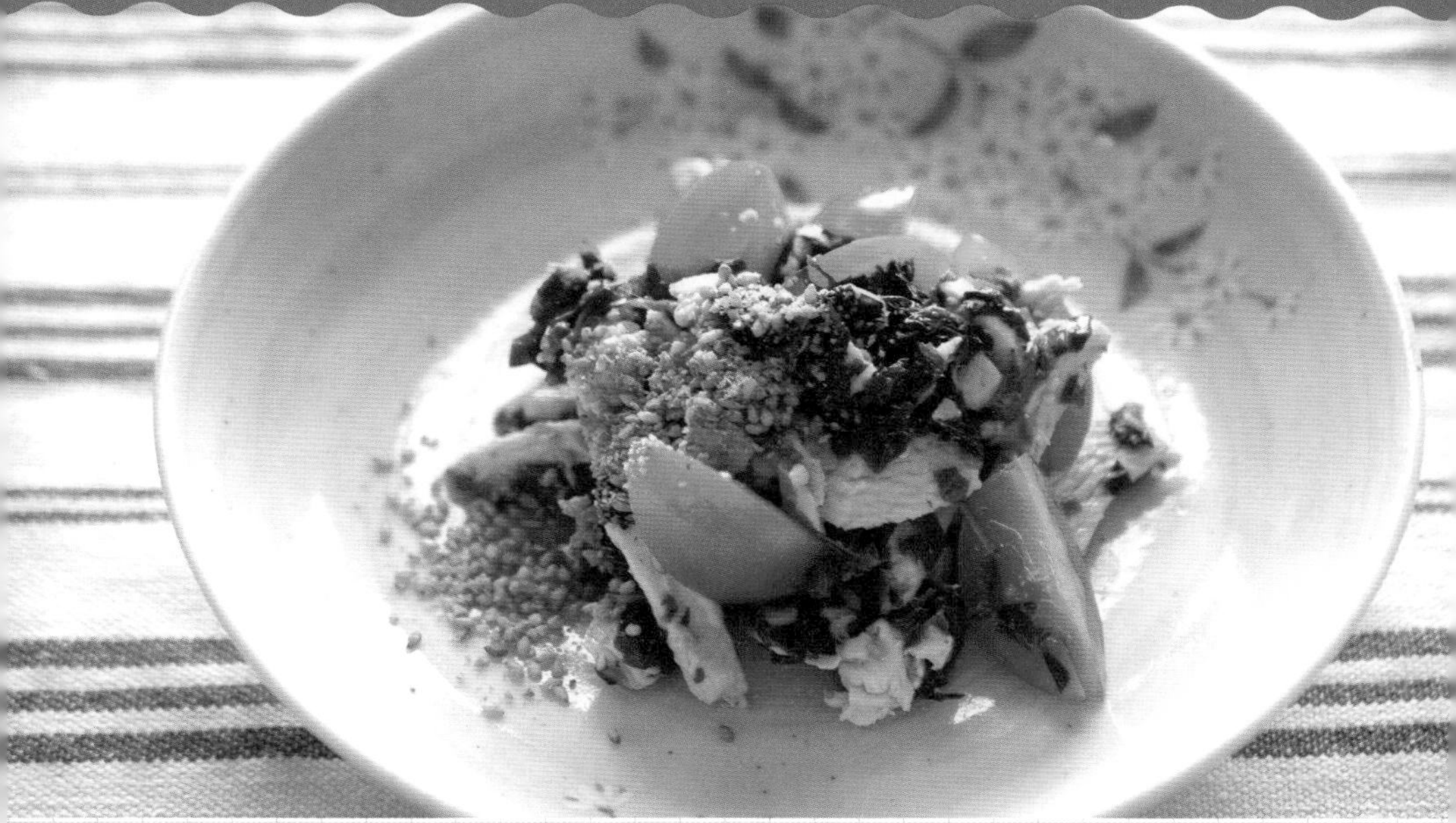

淡白でパサつきがちな鶏むね肉もモロヘイヤと和えれば、のどごしのいい一品に！　モロヘイヤのβ-カロテンが皮膚や粘膜を健やかに保ち、疲れ目を回復。

材料（2人分）

モロヘイヤ………1/2束
鶏むね肉…………100g
ミニトマト…………2個

たれ
- **白だし**（市販品）…大さじ2
- **ごま油**…………小さじ2
- **砂糖**……………小さじ1/2
- **コチュジャン**……小さじ1
  ※コチュジャンはなければ入れなくてもOK

すりごま（白）………大さじ1

つくり方

1. モロヘイヤは葉を茹でて細かく刻み、ミニトマトはひと口大に切る。
2. 鶏むね肉は1cm幅に切って茹でて、棒状に切る。
3. **たれ**の材料を混ぜ合わせ、モロヘイヤ、鶏むね肉、ミニトマトを加えて和える。
4. 器に盛りつけ、すりごまをかける。

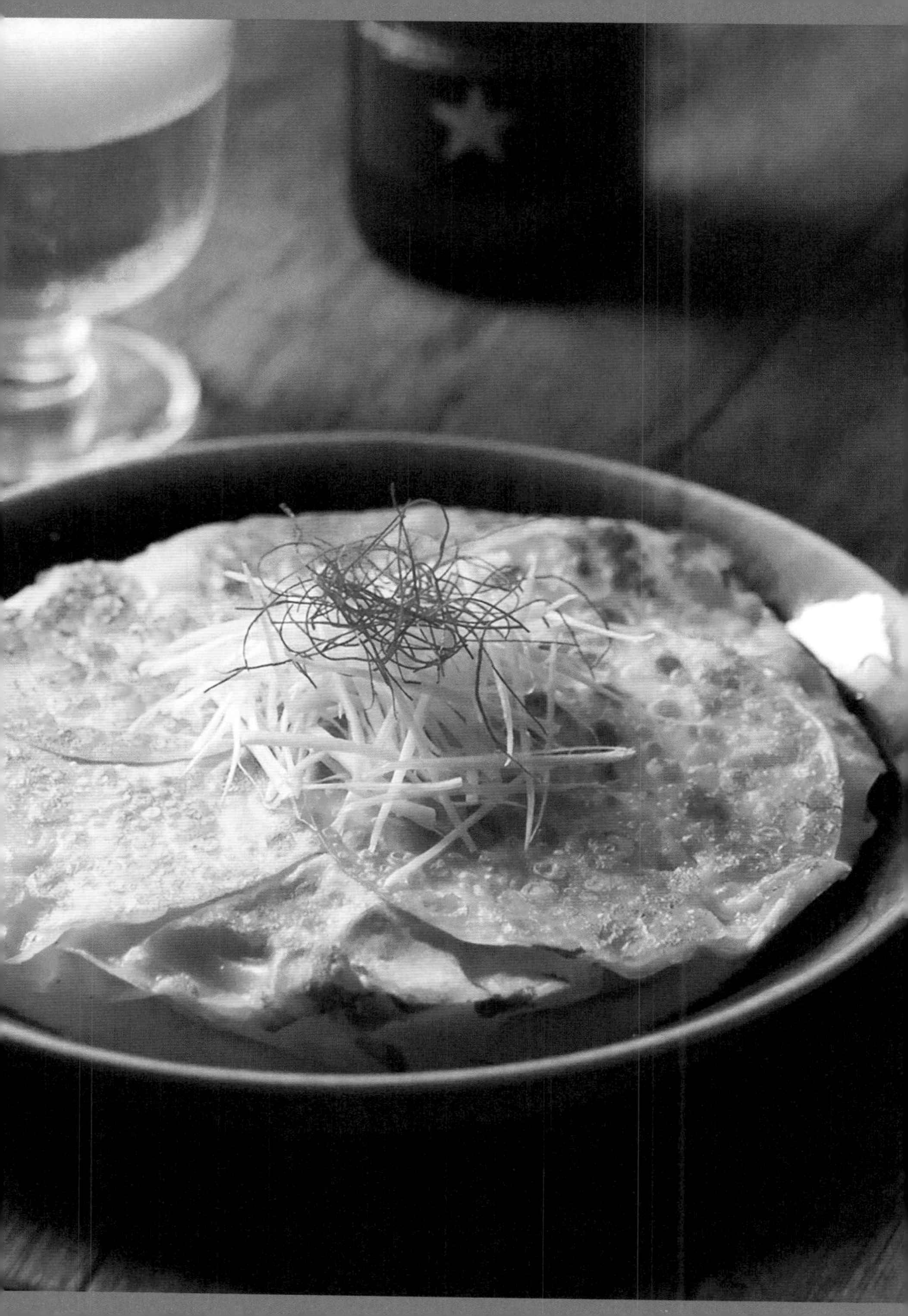

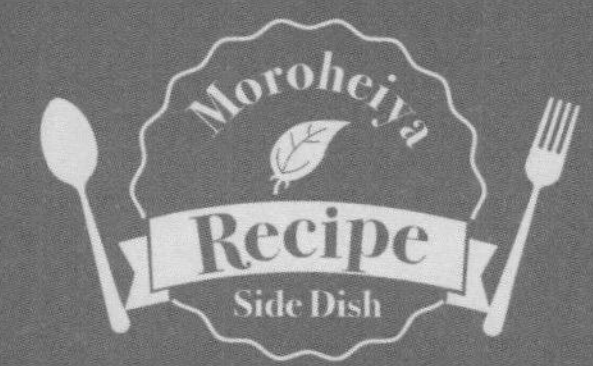

包まない モロヘイヤ餃子

白菜やニラの代わりにモロヘイヤを使った餃子です。包まずに焼くので、つくるのがとても簡単！　野菜がたっぷりおいしく食べられます。

材料（2人分）

餃子の皮（大判サイズ）…10〜12枚
モロヘイヤ…1束
豚ひき肉…100g
サラダ油…大さじ1
長ネギ（飾り）…適宜
糸唐辛子（飾り）…適宜
お好みのつけダレ…適量

A
酒…大さじ1/2
しょうゆ…小さじ1
塩・こしょう…適量
ごま油…大さじ1/2

つくり方

1. モロヘイヤは茎の根元のかたい部分を取り除き、長さを半分に切ってやわらかくなるまで茹で、冷水にとって細かく刻む。
2. ボウルに豚ひき肉と①を入れ、【A】を加えてよく混ぜる。
3. サラダ油を引いて熱したフライパンに餃子の皮5〜6枚を並べ、②を広げ、その上に残りの餃子の皮を並べる。
4. 2〜3分焼いて焼き目がついたら、水50ml（分量外）をまわし入れ、フタを閉めて5分蒸し焼きにする。
5. フタを取り、水分が飛んでいたら裏返す。焼き色がついたら完成。
6. 器に盛り、長ネギと糸唐辛子、お好みのつけダレを添える。

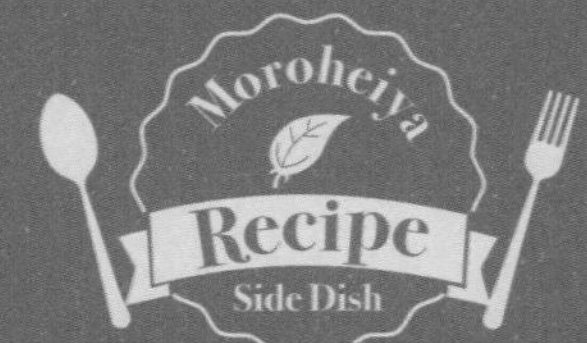

モロヘイヤのかき揚げ

かき揚げの具材は、旬の食材や冷蔵庫にあるものをご自由に。バラつきが出ないように具材の大きさを揃えることがカラッと揚げるポイントです。ご飯にのせてかき揚げ丼にするのもおすすめです。

材料（6個分）

モロヘイヤ……………1束
たまねぎ……………中1/2個
むきえび
（冷凍のシーフードミックスでも可）
……………100g
揚げ油……………適量

天ぷら衣

卵……………1個
冷水……………200ml
薄力粉……………60g
片栗粉……………小さじ2

※天ぷら衣は、市販の天ぷら粉を利用しても可

つくり方

❶ モロヘイヤは茎のかたい部分を取り除いて4cm長に切り、たまねぎは薄切りにする。
❷ **天ぷら衣**をつくる。ボウルに卵を溶き、冷水を加えて混ぜ、さらに薄力粉と片栗粉を加えてさっくりと混ぜる（少しかための衣にする）。
❸ ②の衣に①、むきえびを入れて混ぜ合わせる。
❹ 揚げ油を170 ～ 180℃に熱しておく。
❺ お玉で③の1/6量をすくって、かたちをととのえ、鍋のふちから滑らせるように油に落とす。
❻ カラッと揚げて器に盛り、お好みで塩や天つゆを添える。

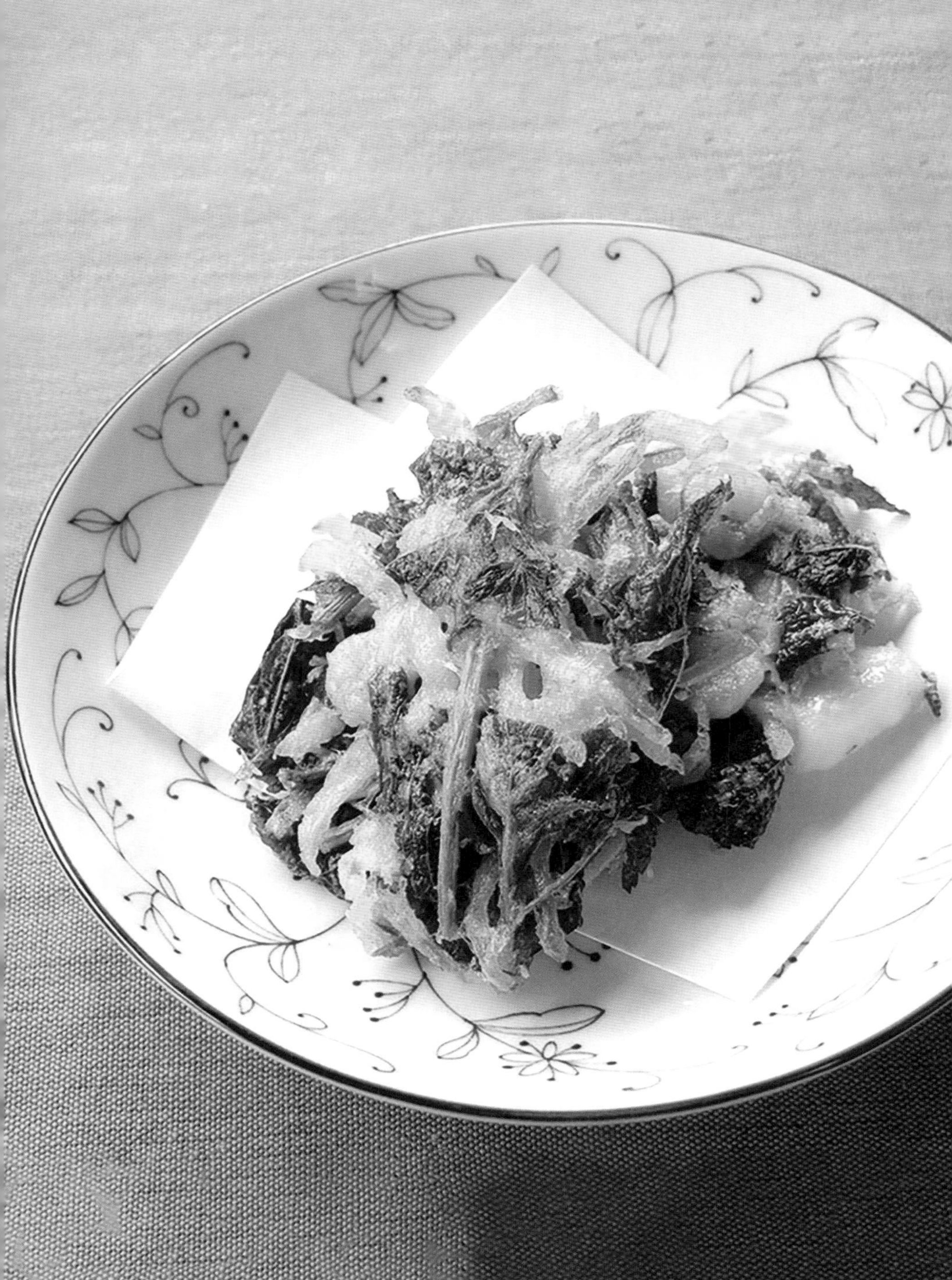

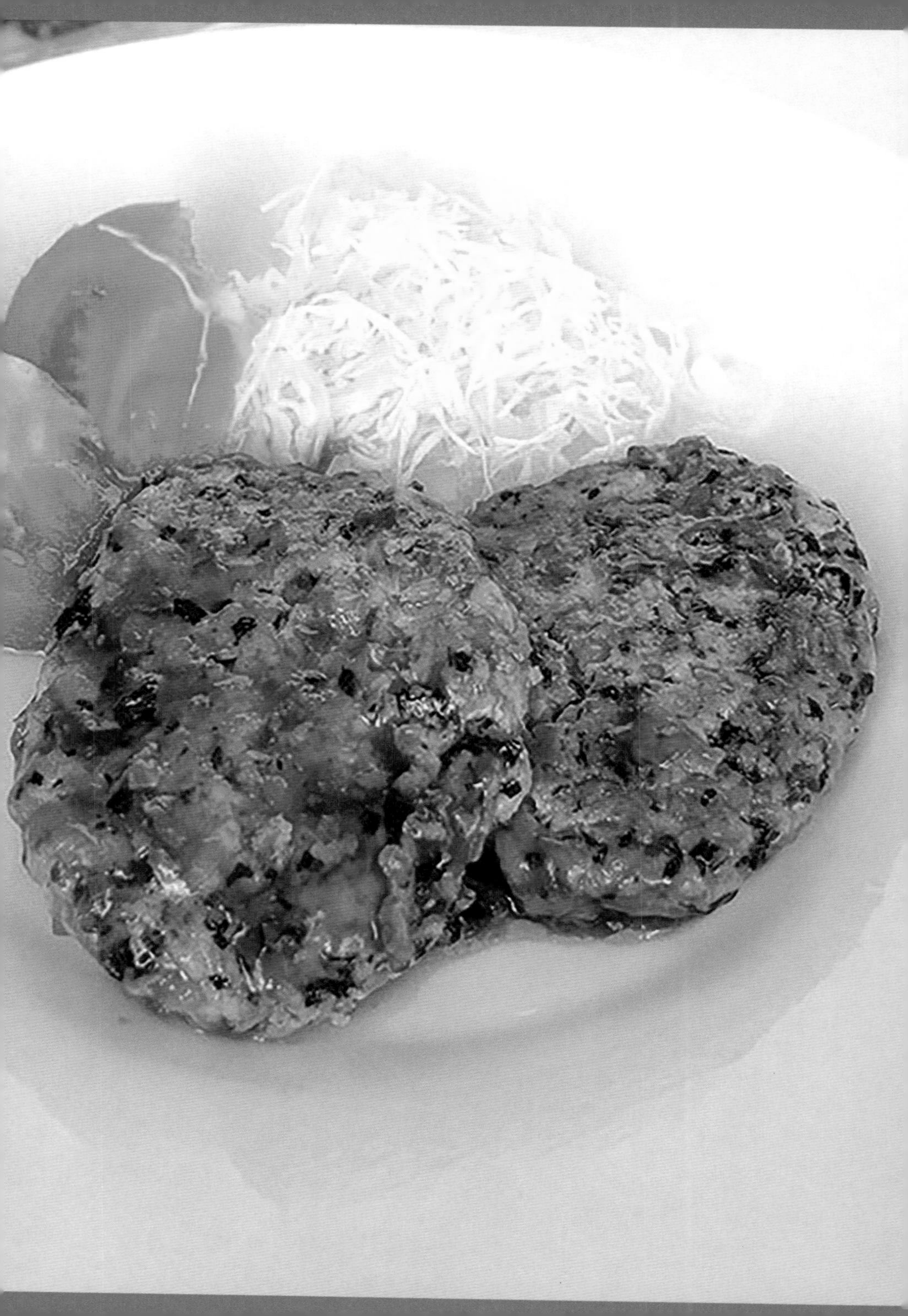

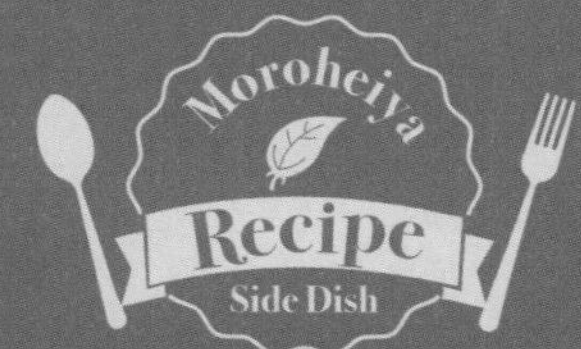

モロヘイヤのヘルシーバーグ

鶏ひき肉と豆腐をモロヘイヤの粘りでつないだカロリー控えめ、栄養満点のヘルシーハンバーグ。たんぱく質と野菜が一緒にとれて、冷めてもしっとり、お弁当のおかずにもおすすめです。

材料（2人分）

鶏ひき肉（モモやムネ）……200g
モロヘイヤ……1/3束
たまねぎ……1/2個
木綿豆腐……100g
おろししょうが……大さじ1
片栗粉……大さじ2
塩・こしょう……少々
ごま油……少々

たれ（混ぜ合わせておく）
しょうゆ……大さじ2
みりん……大さじ2
酒……大さじ2
片栗粉……大さじ1/2

つくり方

1. モロヘイヤは茎ごと茹でて細かく刻む。
2. 豆腐は水切りし、たまねぎはみじん切りにする。
3. ボウルに鶏ひき肉、塩・こしょう、片栗粉、おろししょうが、①、②を入れて手でよく練り混ぜる。
4. 4等分にして、空気を抜くようにして丸める。
5. フライパンにごま油を引いて熱し、④を入れて両面を焼く。
6. 焼き上がったら**たれ**を回し入れてからめる。

Moroheiya Recipe Side Dish

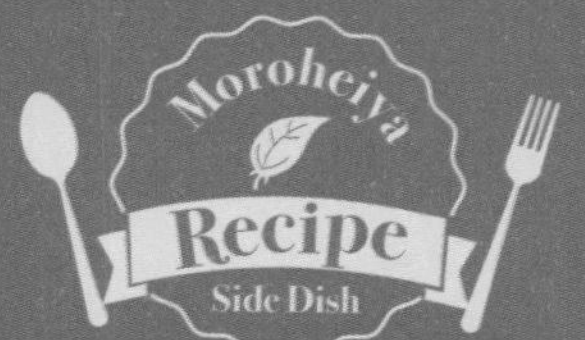

モロヘイヤ入り だし巻き卵

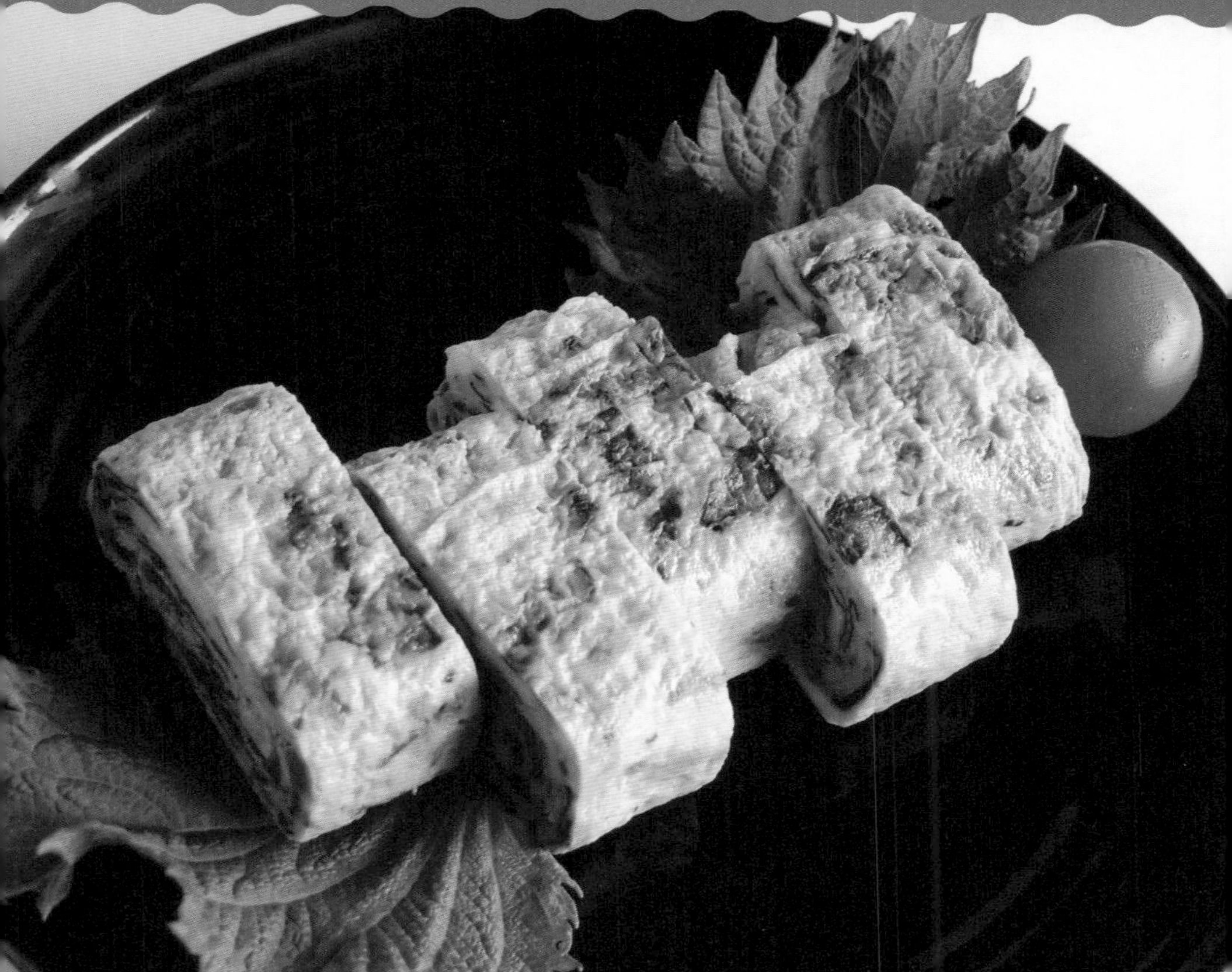

モロヘイヤと卵は相性抜群！　モロヘイヤの粘りでしっとりとボリューム感のあるだし巻き卵がつくれます。茹でて刻んだモロヘイヤを冷凍保存しておけば、いつでも使えて便利です。スクランブルエッグにしてもOK！

材料（5切れ）

モロヘイヤ ……………1/3束
卵 ……………………………3個
サラダ油…………………大さじ1

調味料
だし汁 ……………………大さじ5
薄口しょうゆ …………大さじ1
みりん ……………………大さじ2

つくり方

❶ モロヘイヤの葉を茹で、冷水にとって細かく刻む。

❷ よく溶きほぐした卵に**調味料**と①を加えて、よく混ぜる。

❸ 卵焼き器にサラダ油を小さじ1ほど引いて中火で熱し、卵液を1滴落としてジュッと音がするくらいに熱くなれば、卵液の1/ 5を流し入れる。

❹ 半熟に固まってきたら外側から手前に巻き寄せて、空いたところにサラダ油を引き直し、奥に滑らせて手前に卵液の1/ 5を流し入れる。

❺ 同様に全部で5回に分けて卵液を入れて巻く。

※油はコットン（キッチンペーパー）にしみ込ませて拭くとムラが出ません。
※焼き上がったら巻き簾で巻いて冷ますと、きれいなかたちになります。

Moroheiya Recipe Side Dish

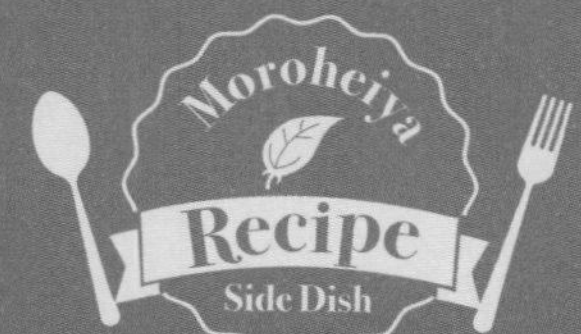

モロヘイヤと豚肉のオイスターソース炒め

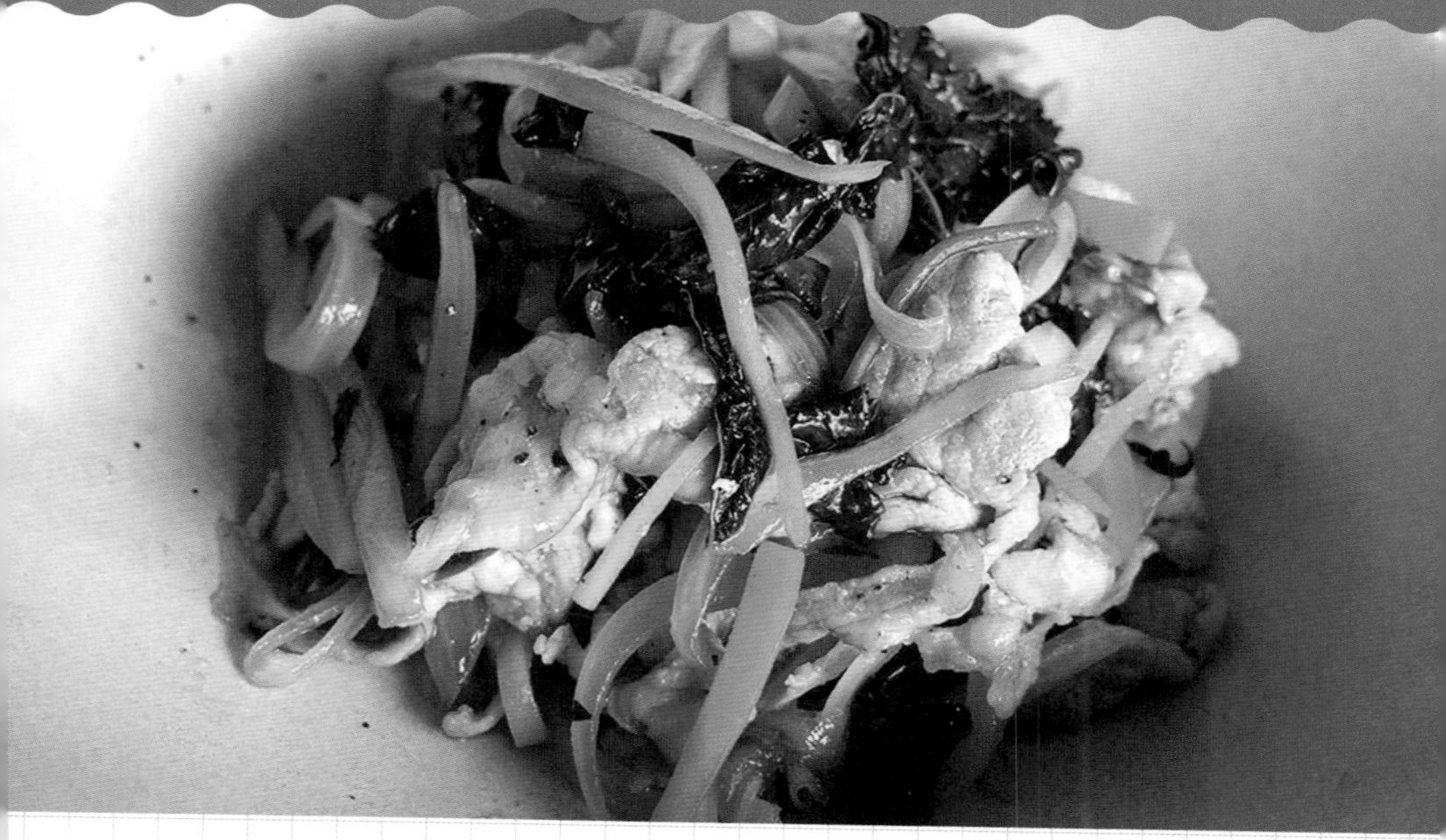

モロヘイヤは生のままザクザク切って炒めましょう。ビタミンB群をたっぷりとれる豚肉と栄養価の高いモロヘイヤの組み合わせで元気いっぱい、お肌ツルツル!

材料（2人分）

- **モロヘイヤ**……1/2束
- **豚肉（バラやロース）**…150〜200g
- **たまねぎ**……中1/2個
- **ニンジン**……1/3本
- **塩・こしょう**……少々
- **サラダ油**……大さじ1

合わせ調味料
- **オイスターソース**……大さじ1
- **しょうゆ**……大さじ1
- **酒**……大さじ1
- **みりん**……大さじ1

つくり方

1. モロヘイヤは4cm長、豚肉は食べやすい大きさに切り、ニンジンは細切り、たまねぎは5mm幅のくし切りにする。
2. フライパンにサラダ油を熱し、豚肉を入れて炒めながら塩・こしょうをする。
3. モロヘイヤ、ニンジン、たまねぎを加えてさらに炒める。
4. 豚肉に火が通れば、**合わせ調味料**を加えて軽く炒める。

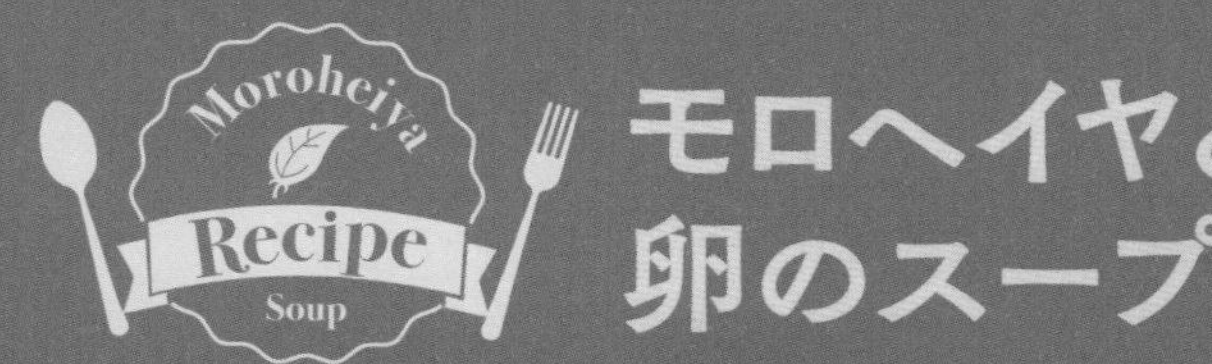

モロヘイヤと卵のスープ

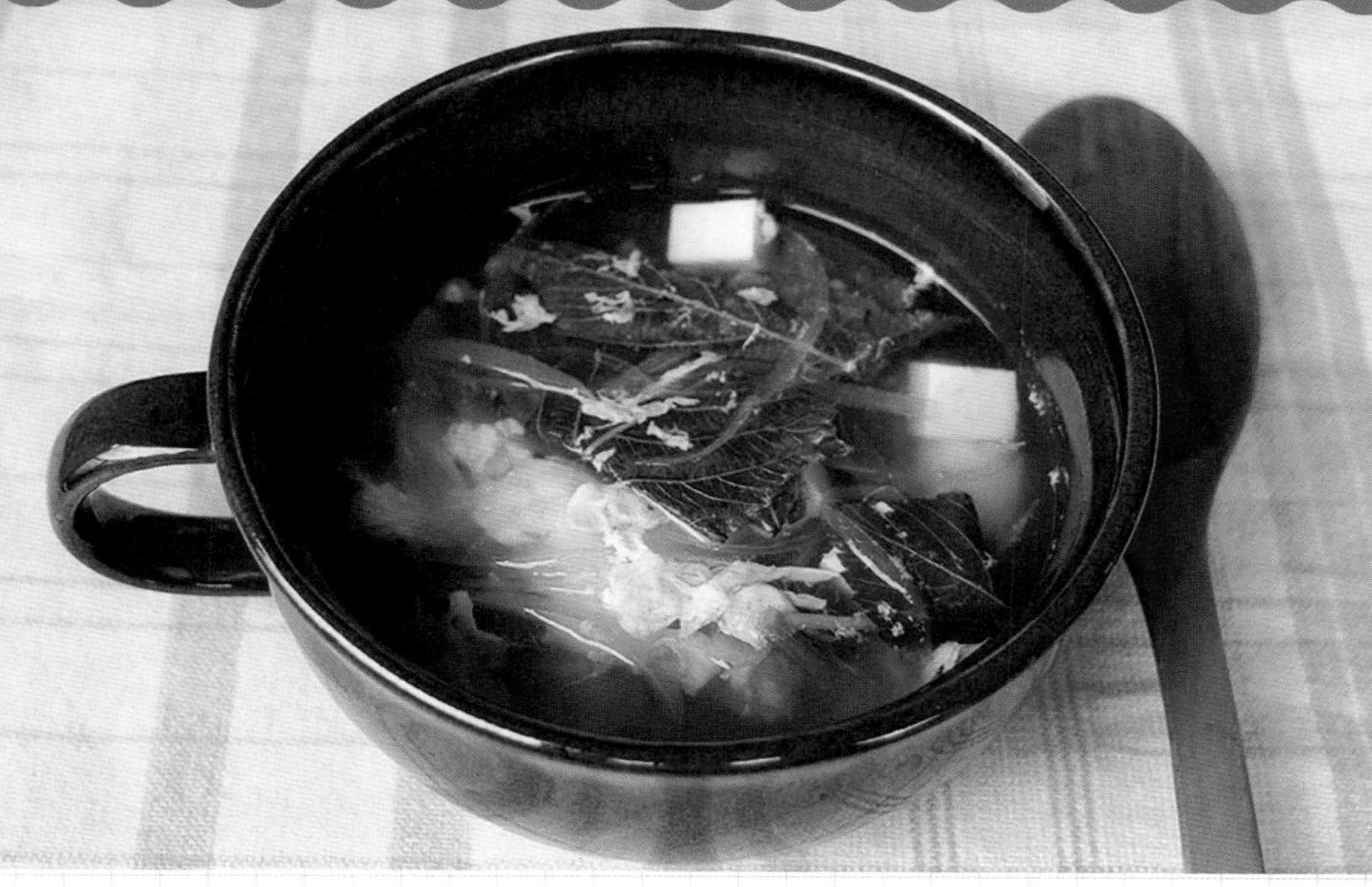

鶏ガラスープの素を使った時短レシピです。モロヘイヤの葉をそのまま入れるだけなので簡単！　やわらかくとろみのあるモロヘイヤがおいしさを引き立てます。

材料（2人分）

モロヘイヤ ………1/4束
たまねぎ……………1/4個
絹ごし豆腐 ………1/8個
卵 ……………………1個
水 ……………………400ml
鶏ガラスープの素
…………………………適量

つくり方

1. モロヘイヤの葉を食べやすい大きさに切る。
2. たまねぎは薄切り、豆腐は小さい角切りにし、卵は溶いておく。
3. 鍋に水、たまねぎ、豆腐、鶏ガラスープの素を入れて沸かす。
4. たまねぎに火が通れば、溶き卵を回し入れ、モロヘイヤの葉を入れて30秒ほど加熱したらでき上がり。

材料（2人分）

モロヘイヤ……1束
たまねぎ……60g
じゃがいも……100g
バター……5g
塩・こしょう……少々
クルトン……適宜

A
牛乳……200ml
生クリーム……50ml
ブイヨン……50ml
白ワイン……大さじ2

つくり方

❶ モロヘイヤは茎の根元のかたい部分を取り除き、長さを半分に切ってやわらかくなるまで茹で、冷水にとって適当な大きさに切る。

❷ たまねぎは薄切り、じゃがいもは皮をむいて薄切りにする。

❸ 鍋にバターを溶かし、たまねぎとじゃがいもを炒め、【A】を加えてやわらかくなるまで煮る。

❹ ③を人肌程度の温度にまで冷まし、①のモロヘイヤと合わせてミキサーにかける。

❺ なめらかになったら、鍋に戻して温め、塩・こしょうで味をととのえる。

❻ お好みでクルトンを浮かべる。

※白ワインはコクを出すための隠し味なので、必要に応じて省いてください。

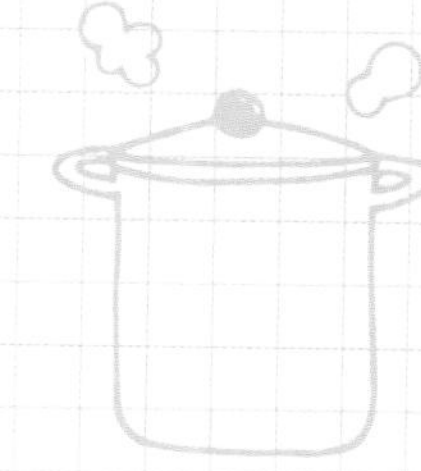

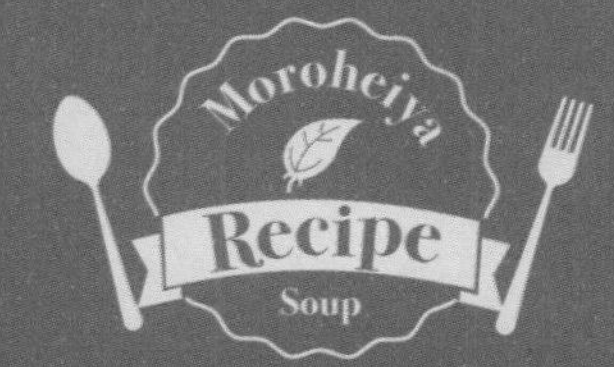

モロヘイヤのポタージュ

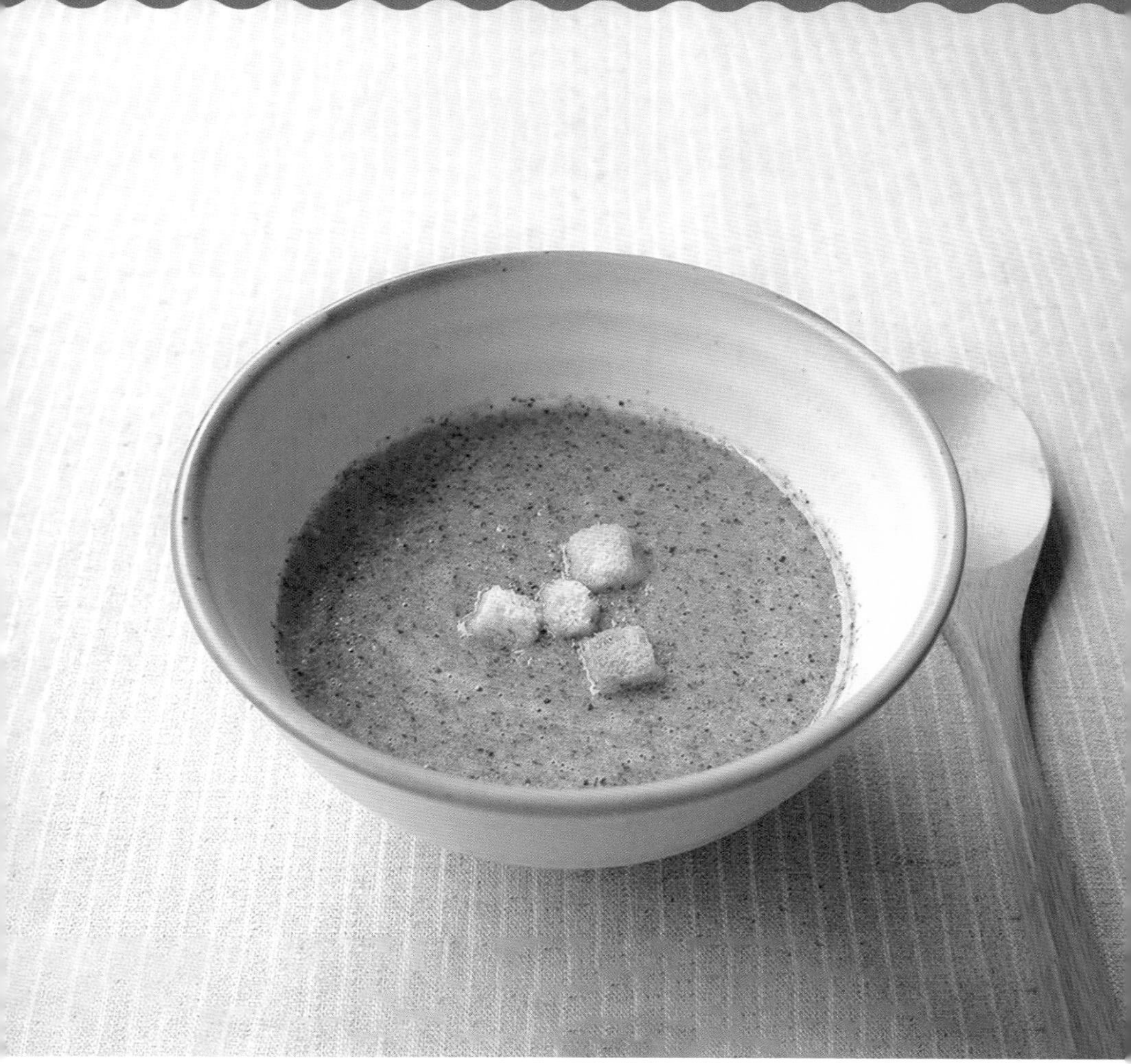

咀嚼や飲み込みが困難な小さなお子様や高齢の方でも、野菜の栄養がスムーズにとれるスープです。牛乳仕立てにすれば野菜が苦手な方でも食べやすくなります。

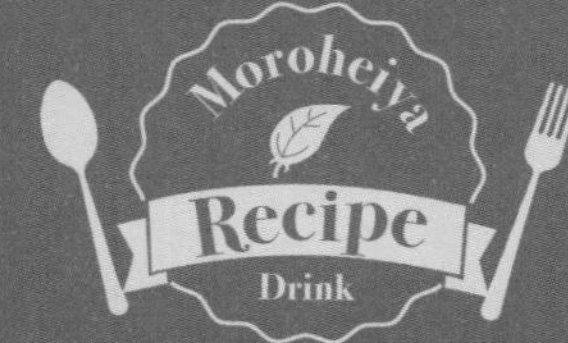

モロヘイヤとフルーツのヨーグルトスムージー

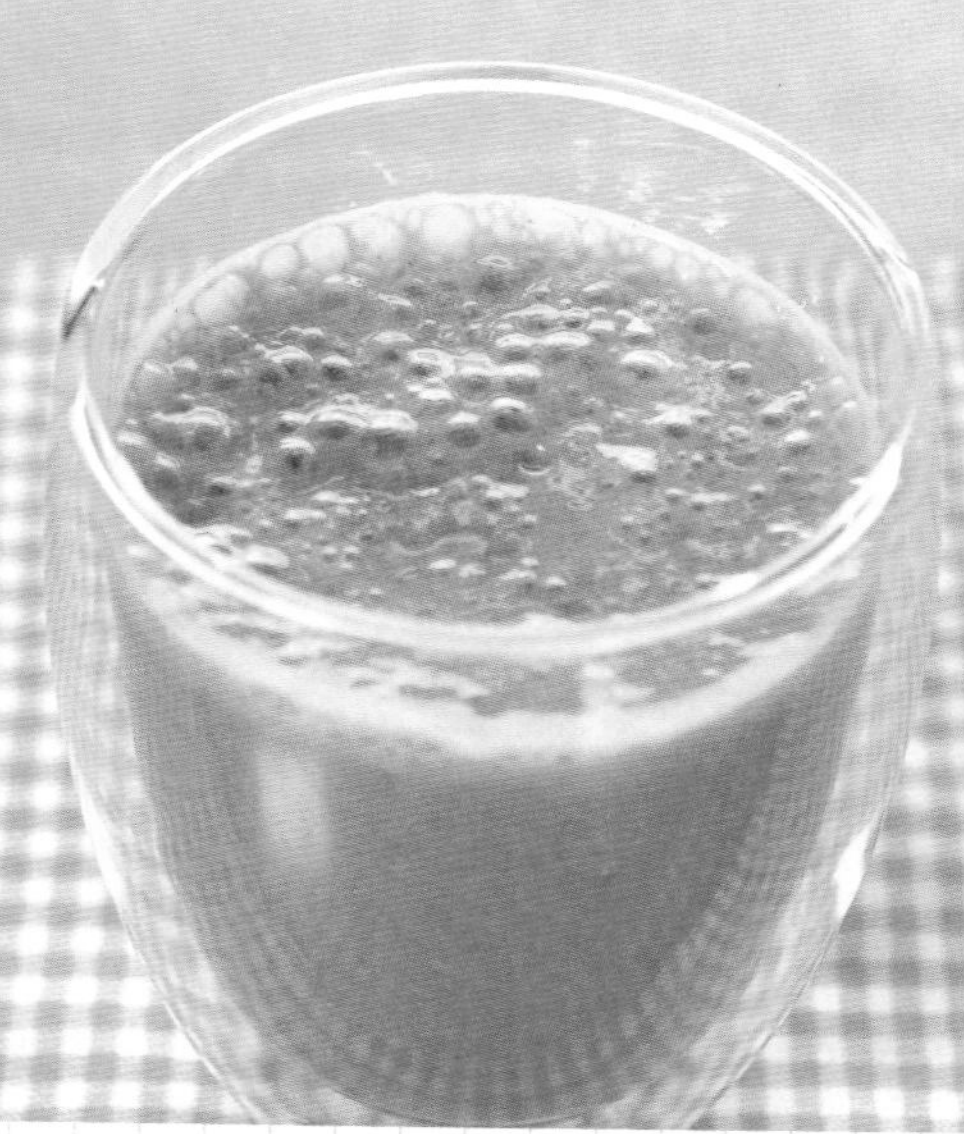

発酵食品のヨーグルトに、食物繊維と栄養が豊富なモロヘイヤ、ビタミンCやポリフェノールがたっぷりのフルーツを加えた抗酸化ドリンク。お通じはもちろん、病気予防や美容にも効く一杯です。

材料（2人分）

モロヘイヤ ………1/4束
バナナ ………………1/2本
パイナップル ……80g
ヨーグルト ………60g
氷水 …………………200ml

つくり方

❶ 氷水と生のモロヘイヤを茎ごとミキサーにかけて液状にする。

❷ ①にフルーツとヨーグルトを加えて、もう一度ミキサーにかける。

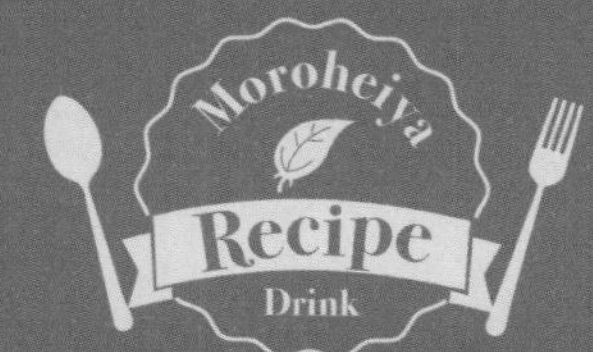

モロヘイヤともち麦の豆乳甘酒

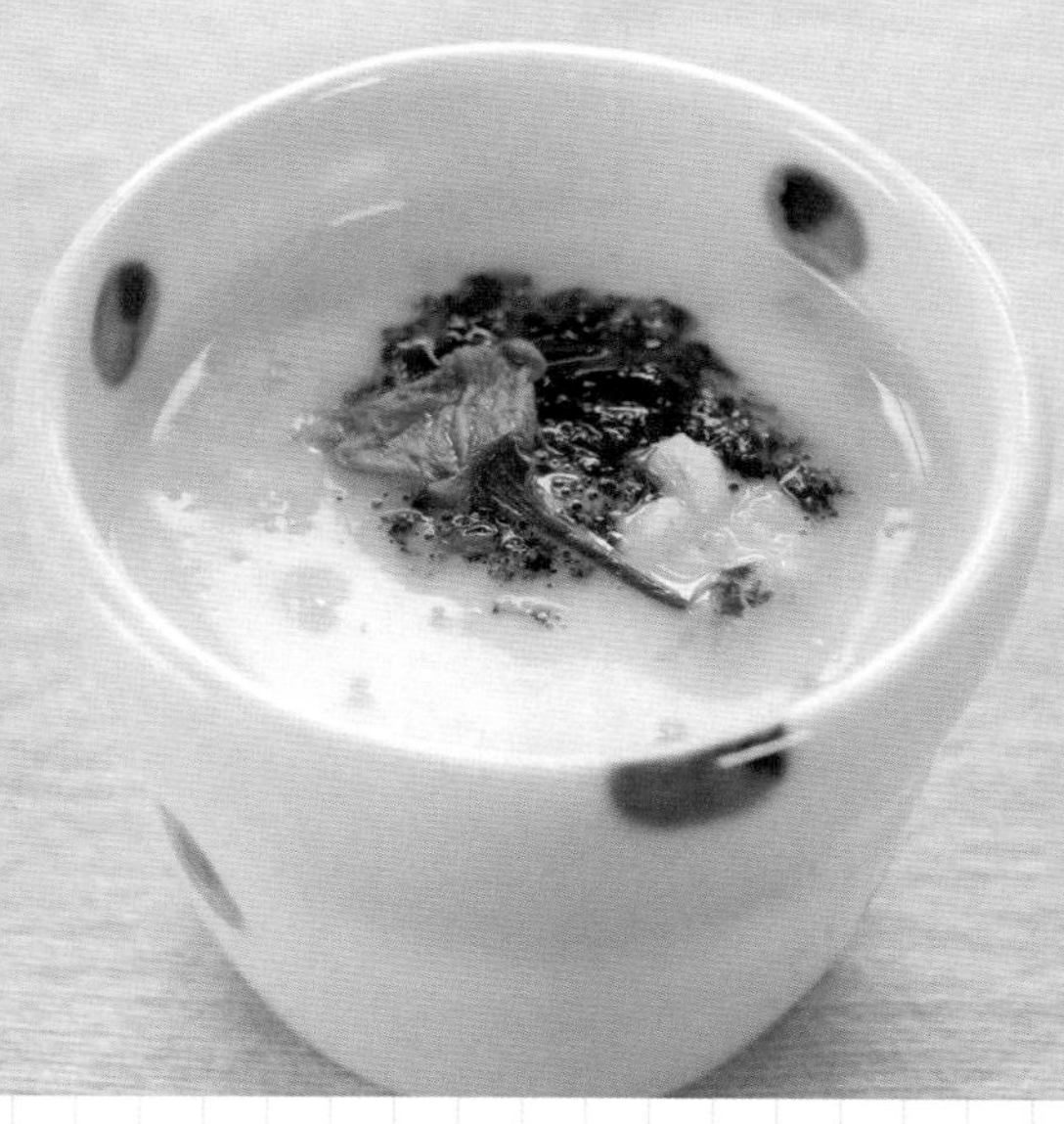

発酵食品の甘酒に、食物繊維が豊富なもち麦と栄養満点のモロヘイヤを加えたパワードリンク。もち麦のプチプチ食感が楽しく、甘さは控えめ。整腸作用や免疫力向上が期待できます。

材料（2人分）

- **甘酒** ……………………200ml
- **豆乳** ……………………100ml
- **もち麦**（茹で） …………30g
- **モロヘイヤ**（茹でペースト） ……………………30g
- **桜の塩漬け** ……………2本

つくり方

1. 桜の塩漬けは、塩を水で洗い流して、水に浸しておく。
2. 器に茹でたもち麦を入れ、甘酒と豆乳（または牛乳）を注ぐ。
3. 茎ごと茹でてミキサーにかけ、ペーストにしたモロヘイヤと桜の塩漬けをトッピングする。

※温めてもおいしく召し上がれます。

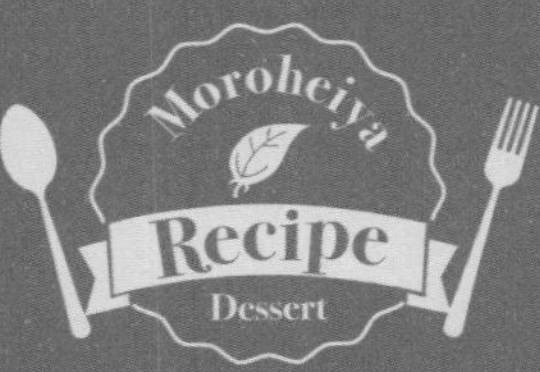

白玉粉で簡単！
モロヘイヤのみたらし団子

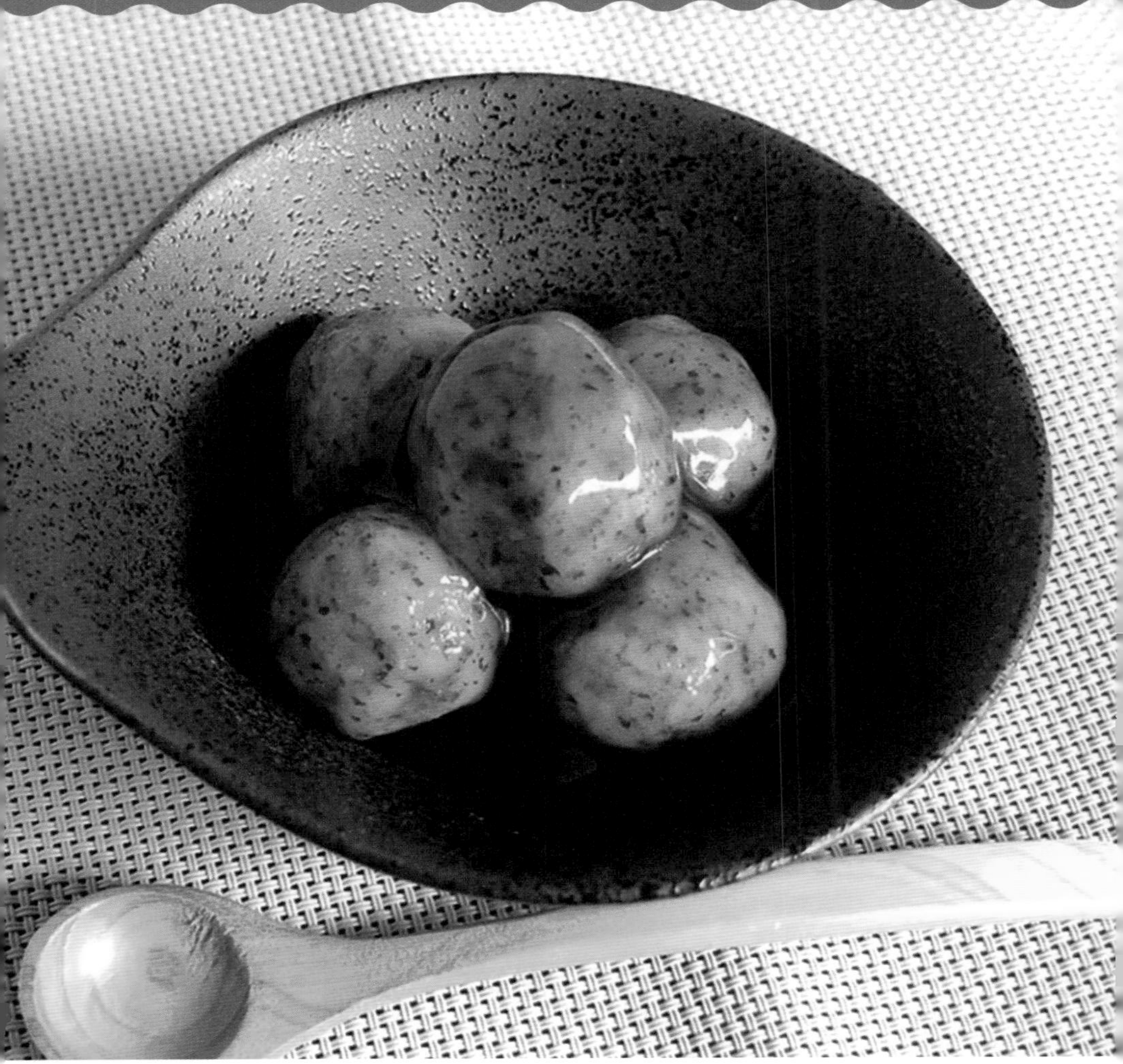

モロヘイヤを加えると草餅のよう。おやつに野菜がとれるのも嬉しいですね。野菜が苦手なお子様もクセがないモロヘイヤならきっと大丈夫。小豆あんやきな粉を添えてもおいしそう！

材料（18個分）

- **モロヘイヤ** ……………1/3束
- **白玉粉** ……………………100g
- **冷水** ………………………適量（約80ml）

みたらし

- **砂糖** ………………………60g
- **しょうゆ** ………………大さじ1
- **片栗粉** …………………大さじ1/2
- **水** …………………………70ml

つくり方

❶ モロヘイヤの葉を1分ほど茹で、冷水にとってフードプロセッサーなどで細かく刻む。

❷ 白玉粉を入れたボウルに、①を加えて練り混ぜる。耳たぶくらいのかたさになるよう水を少しずつ加えながら調節する。

❸ 鍋に湯を沸かし、②を直径3cmくらいに丸めて湯のなかに落とす。

❹ 白玉が浮かんできたら、すくって冷水を入れたボウルに移す。

❺ **みたらし**の材料を小鍋に入れ、混ぜながらとろみがつくまで加熱する。

❻ 団子を皿に盛り、⑤をかける。

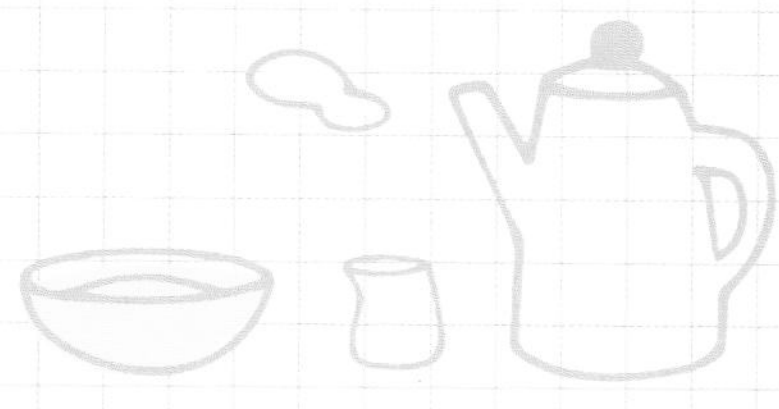

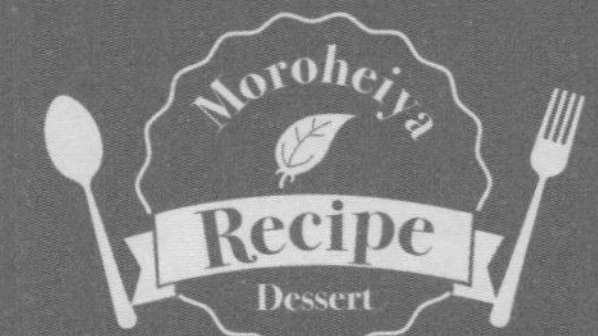

モロヘイヤとオートミールのパンケーキ

ホットケーキミックスに、モロヘイヤとオートミールを加えれば、ビタミン、ミネラル、食物繊維がとれる野菜ケーキに大変身！　モロヘイヤの粘りでもっちり感もアップします。薄く焼いて冷凍保存しておけば、朝食やおやつにも重宝します。

材料（3枚分）

ホットケーキミックス ……1袋（150g）
卵（Mサイズ） ……1個
牛乳 ……100ml
モロヘイヤ（茹でペースト） ……50g
オートミール ……大さじ2
バター ……適量
メープルシロップ ……適量

つくり方

1. ボウルに卵を溶き、茎ごと茹でてミキサーにかけ、ペーストにしたモロヘイヤ、オートミール、牛乳を加えて混ぜ合わせる。
2. ホットケーキミックスを加え、切るように全体をさっくりと混ぜ合わせる。
3. フライパンを中火で熱し、バターや油を引かずに生地の1/3量を流し入れ、弱めの中火で焼く。
4. 生地に小さな気泡がプツプツと出てきたら、裏返して焼く。
5. 両面がきれいな焼き色になればお皿に盛り、バターとシロップをかける。

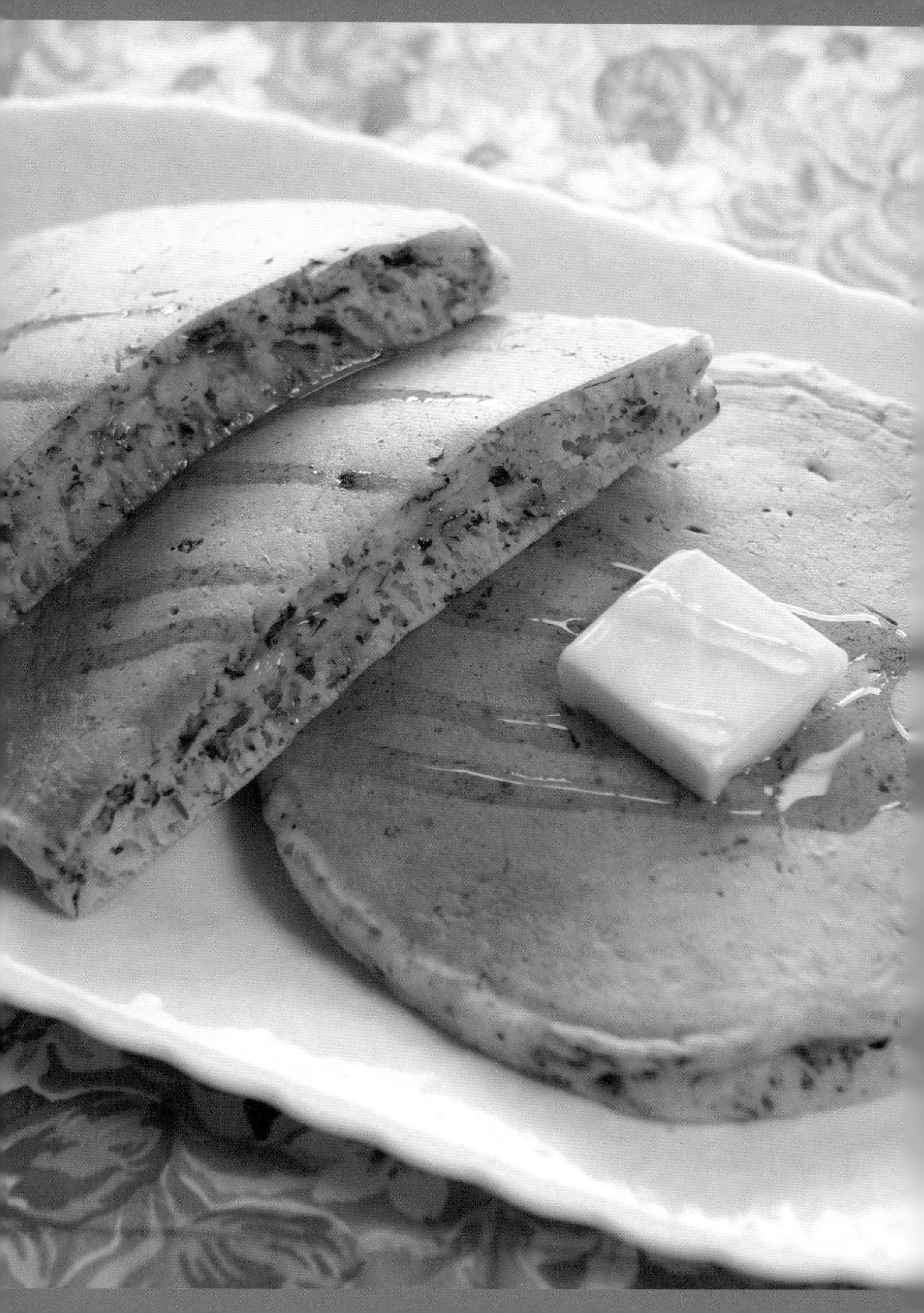

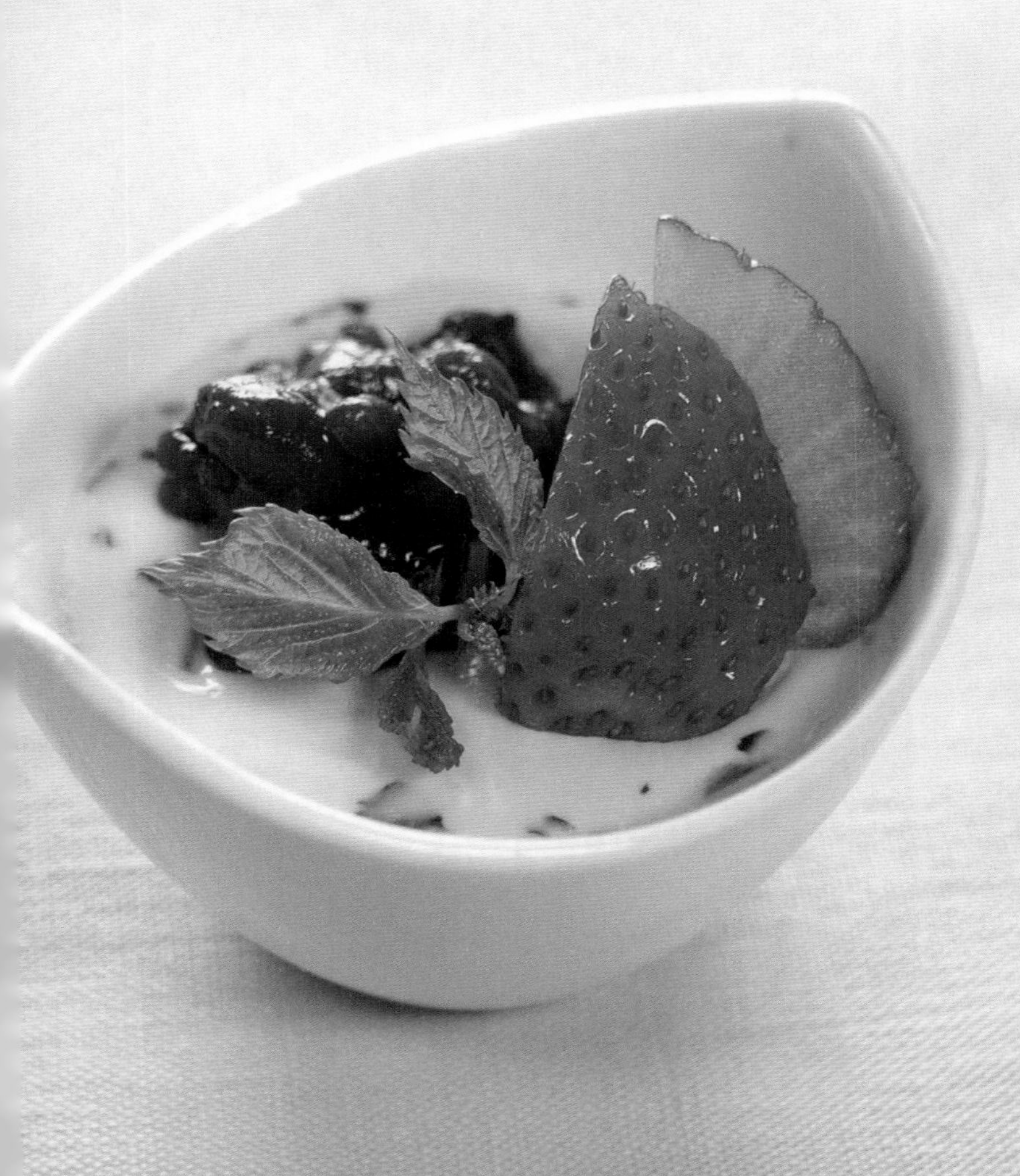

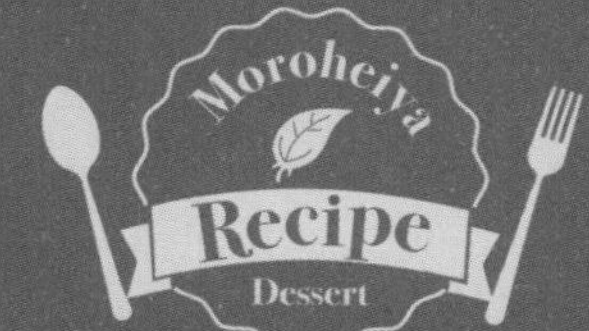

モロヘイヤのパンナコッタ

もっちり感のあるパンナコッタとモロヘイヤの粘りがよく合い、絶妙なおいしさ！　パンナは「生クリーム」、コッタは「温める」。簡単なのにおもてなしにも最適なデザートです。

材料（カップ4つ分）

生クリーム ……………200ml
牛乳 ……………100ml
砂糖（上白糖）……………35g
ゼラチン ……………3g
水 ……………大さじ2
モロヘイヤ（茹でペースト）……………20g
トッピング（いちご、ゆで小豆、モロヘイヤの葉など）……………適宜

つくり方

❶ 小さな器に水を入れ、上からゼラチンを振り入れてふやかす。

❷ 小鍋に生クリームと牛乳、砂糖、茎ごと茹でてミキサーにかけ、ペーストにしたモロヘイヤを入れて、沸騰しないように混ぜながら温める。

❸ ふやかしたゼラチンを加えて混ぜ、沸騰直前で火を止めてカップに注ぐ。

❹ 粗熱がとれたら冷蔵庫に入れて冷やす。

❺ 食べる直前にトッピングをのせる。

モロヘイヤで
まちおこし

兵庫県上郡町 町長
梅田修作さん

目指せ！ 第二次モロヘイヤブーム 小さな町の地域活性化に向けた挑戦

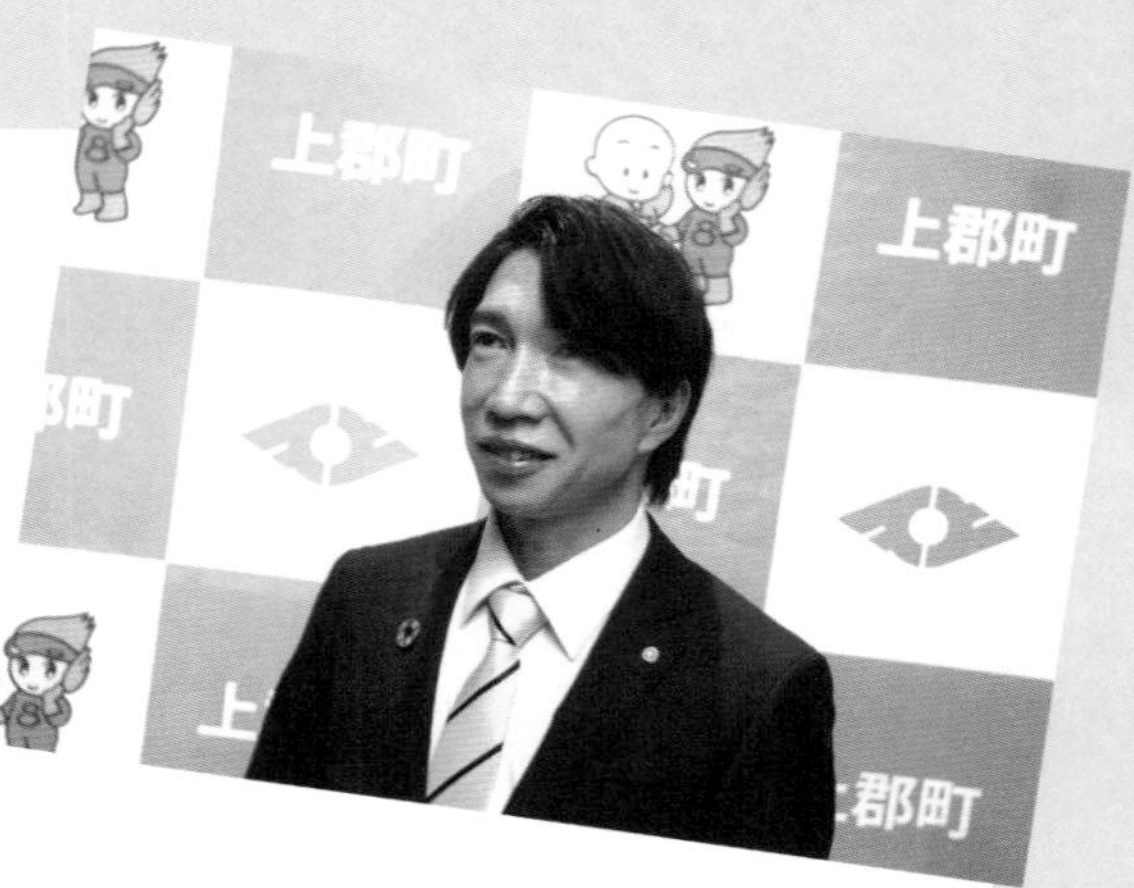

モロヘイヤの町として知られる兵庫県上郡町は、1990年代からまちおこしの一環として、地元特産のモロヘイヤを使った商品開発を行ってきました。近年は耕作放棄地をモロヘイヤ農園「モロ平野」として整備し、国産モロヘイヤの生産推進に取り組んでいます。町長の梅田修作さんにこれまでの取り組みや今後の展望についてお話をうかがいました。

●きっかけは高校生たちのモロヘイヤ栽培

兵庫県南西部に位置する上郡町は、標高の低い山々に囲まれ、名水百選に選ばれている清流千種(ちくさ)川に育まれた自然豊かな町です。人口は1万4000人余り。京阪神と中国地方を結ぶ交通の要衝として栄えてきた歴史があり、南北朝時代の武将・赤松円心が築いた「白旗城」は、新田義貞率いる6万人の軍勢をわずか2000人の兵で防ぎ止めた難攻不落の名城で、観光名所としても有名です。

1987年に県立上郡高等学校でモロヘイヤの栽培を始めたこと

がきっかけとなり、モロヘイヤを特産野菜として町を盛り上げようという取り組みがスタートしました。モロヘイヤは、食物繊維やビタミン、ミネラルなど栄養価が非常に高く、エジプトのクレオパトラが食べていたという逸話もある魅力的な野菜です。町を挙げてモロヘイヤの普及に努めています。

モロヘイヤを使った商品開発ではバラエティに富んだたくさんの商品が生まれました。たとえば、モロヘイヤを練り込んだ若草色のうどん「円心モロどん」は、麺のコシとツルッとした食感が好評です。ほかにも「モロヘイヤようかん」や「モロレーヌ」（モロヘイヤが生地に練り込まれた葉形のマドレーヌ）、「モロヘイヤふりかけ」などがあります。

●PRキャラクター「モロげんきくん」が活躍

2012年には、モロヘイヤを食べて元気になろうという思いが込められたPRキャラクター「モロげんきくん」が誕生しました。観光案内所の看板やモロヘイヤ商品のパッケージなど、さまざまな場面で使われています。「モロげんきくん健康ポイント制度」という健康事業も行っており、ラジオ体操やウォーキングなど、健康に関する対象イベントに参加することでポイント

観光客を出迎える「モロげんきくん」

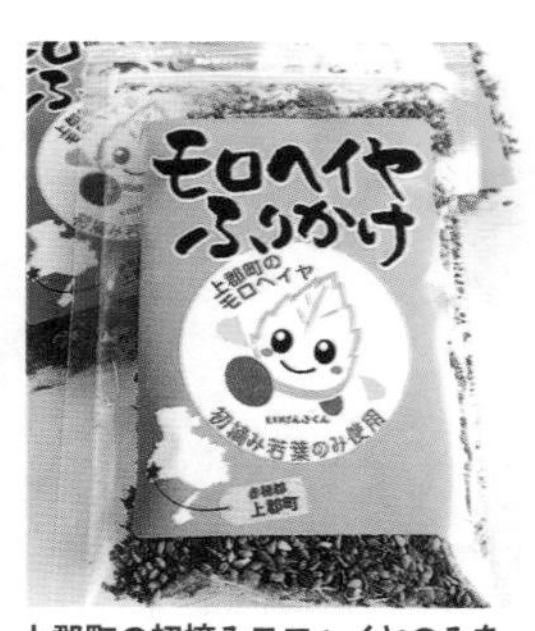

上郡町の初摘みモロヘイヤのみを使用した「モロヘイヤふりかけ」

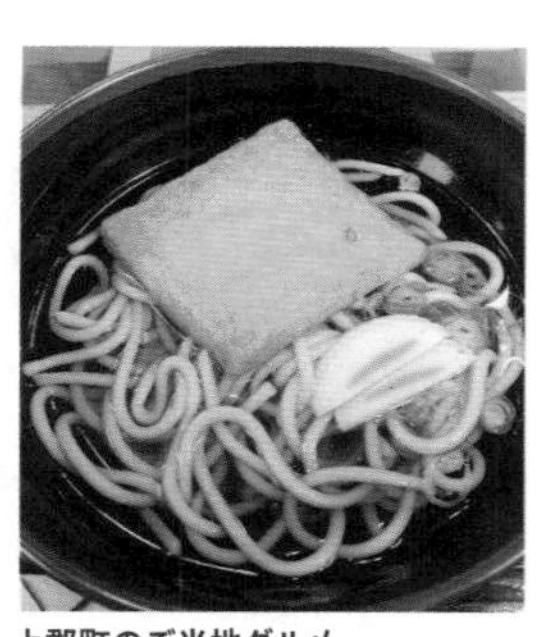

上郡町のご当地グルメ「円心モロどん」

が貯まります。貯まったポイントは町内のお店で使える商品券と交換できるしくみで、町民の健康づくりに大いに役立っています。

私自身、モロヘイヤはおひたしやお吸い物に入れて食べていますが、町民や観光客の皆様にモロヘイヤを食べてもらうきっかけをもっと増やしたいと思っています。モロヘイヤのレシピコンテストを開催したり、飲食店やこども園、学校の給食でモロヘイヤを使った料理を出したりといった取り組みを続けつつ、スイーツ系のお土産など新たな特産品の開発に向けて、アイデアを募集しているところです。

●耕作放棄地を整備したモロヘイヤ農園「モロ平野」

少子高齢化で農家が減り、増え続ける耕作放棄地をどうするかは、上郡町でも課題になっています。そうしたなか、2020年には8月31日の「野菜の日」に、モロヘイヤの健康補助食品

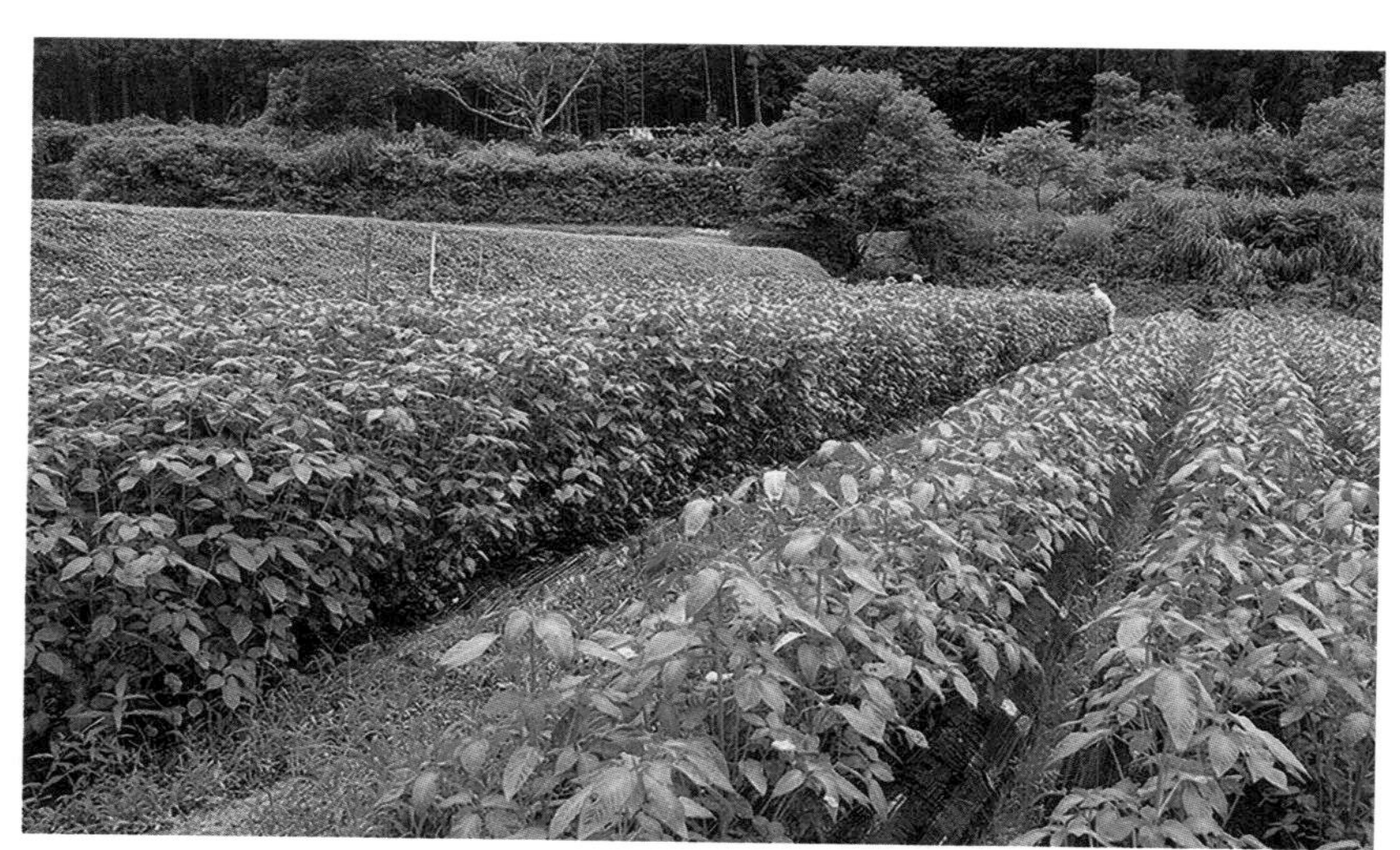

「モロ平野」で立派に成長したモロヘイヤ

を製造・販売する株式会社青粒さんと包括連携協定(通称：モロヘイヤ協定)を締結しました。耕作放棄地の一部をモロヘイヤ農園「モロ平野」として整備し、国産モロヘイヤの無農薬栽培を始めています。「モロ平野」のネーミングは、千葉テレビ『ナイツのＨ－Ｔ商品会議室』にて、お笑いコンビのナイツさんに決めていただきました。

１９８０年代に健康野菜としてブームとなったモロヘイヤは２０００年代以降、国内の生産量・出荷量ともに減少傾向にあります。そこで、第二次モロヘイヤブームを巻き起こすためにも、さまざまな普及活動を行っていきたいと考えています。

たとえば、モロヘイヤの健康効果に関するモニター調査の実施を検討中です。ほかにも、モロヘイヤを使ったドリンクやスイーツを提供する「モロヘイヤカフェ」、モロヘイヤの収穫体験・ライブを行う「モロフェス」、モロヘイヤ栽培を出会いの場とする「モロヘイヤ合コン」など、たくさんのアイデアが出ています。「モロヘイヤと言えば、兵庫県上郡町」と誰もがイメージできる町になりたいと思っています。

上郡町は神戸から特急電車で1時間ほどの距離にあります。ぜひ一度、〝モロヘイヤの町〟に遊びに来てください。

●うめだ・しゅうさく
1969年生まれ。兵庫県赤穂郡上郡町上郡出身。早稲田大学人間科学部卒業。上郡町議会議員、同議長などを経て、2021年7月より町長に就任。座右の銘は「毎日がチャレンジ」。

PART 4

調査研究でわかった！「モロヘイヤ」のすごい健康効果

吉川雅之

京都薬科大学名誉教授
薬学博士

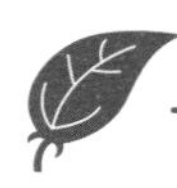

私とモロヘイヤとの出会い

1996年、長崎県の農家で飼育している牛がモロヘイヤを食べたところ、中毒死する事件がありました。この事件をマスメディアがセンセーショナルに報道し、そのニュースが、私たちをモロヘイヤに結びつけるきっかけになりました。

詳しくは後述しますが、これはモロヘイヤの成熟種子に含まれている強心配糖体が原因で、その後の研究や内閣府の報告により、市販のモロヘイヤの安全性は示されています。

モロヘイヤはアオイ科ツナソ属の一年生草本です。日本語での標準的な植物名(和名)は「タイワンツナソ(台湾綱麻)」で、別名として「ナガミツナソ」や「シマツナソ」とも呼ばれます。その葉や茎などの食用部分を指す日本での通称がモロヘイヤになります。

モロヘイヤは地中海沿岸地域や中近東では古代エジプト時代から野菜として食用にされてきたそうです。また、モロヘイヤの学名は「*Corchorus olitorius*」で、その種小名「*olitorius*」はラテン語で〝野菜畑の〟とか、〝台所用の〟という意味があり、古くから野菜として利用されていたことに由来します。

このように古代から食経験のあるモロヘイヤが牛を殺すほどの毒性があることの真偽に強い興味を持ちました。なお、学名の属名「*Corchorus*」は、ギリシャ語の「koreo（掃除する）」と「core（瞳孔）」の合成語で〝瞳孔を綺麗にする〟ことを意味し、モロヘイヤが目の病気に効果があったのではないかと考えられています。

モロヘイヤの機能性として、**エジプトでは強壮効果が伝承**されています。インドでは民間薬的に、葉の煎じ液が強壮や下熱剤として、また膀胱炎などの排尿障害に粘滑剤や保護剤として用いられたと伝えられています。**インドの伝承医学アーユル・ヴェーダでは、葉を傷や出血、胃障害、赤痢、掻痒（かゆみ）の治療に使ってきた**そうです。中国伝統医学の薬物書には、モロヘイヤは記載されていませんが、モロヘイヤの近縁植物であるツナソ（漢名は黄麻）の葉部（黄麻葉）が腹痛、下痢、血崩（子宮出血の甚だしいもの)、瘡癰(そうよう)(できもの)を治すと記載されています。

このように食経験だけでなく、さまざまな薬効が期待できるモロヘイヤについて、当時、私が主宰していた京都薬科大学生薬学教室を中心にモロヘイヤの研究チームを立ち上げ、研究活動を始めました。その成果として、モロヘイヤから世界で最も多く新規化合物を発見しています(図表4ー1)。

生薬学(天然物学)は、和漢生薬をはじめ、世界の伝統医学や伝承医学で治療に用いられる天然薬物について鑑定方法や品質評価法の開発、含有成分の単離、構造決定、合成および薬理、生理効果をはじめとする機能性解明などを取り扱う学問分野です。これまでにサラシア(熱帯地域に自生するデチンムル科サラキヤ属植物の総称)などのアーユル・ヴェーダやユナニー(中近東、エジプトなどの伝統医学でイスラム医学やアラビア医学とも呼ばれる)で用いる天然薬物について研究を進めてきました。

また、食経験のある生薬や、薬効が伝承されている食品、生薬製剤や漢方方剤などに配剤されている食品などを「薬用食品(メディシナルフードスタッフ)」と名付けて研究しています。その一環として、モロヘイヤに関する中毒事件の解明に着手しました。

図表4-1 研究で見つかった新規化合物の構造式

化学名：corchorifatty acid

corchorifatty acid A

corchorifatty acid D

corchorifatty acid B

corchorifatty acid E

corchorifatty acid C

corchorifatty acid F

化学名：corchoionoside

corchoionoside A (1)

corchoionoside B (2)

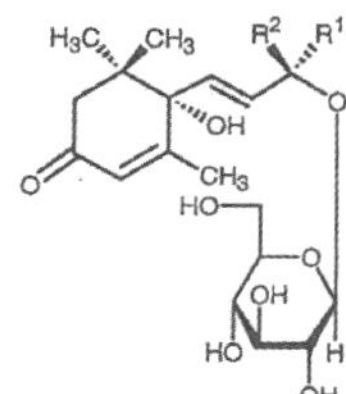

corchoionoside C (3) : R^1=CH_3, R^2=H

化学名：corchoionoside

	R^1	R^2	R^3	R^4
corchorusoside A (1):	CH_3	OH	OH	Dig $\xrightarrow{4}$ Glc
corchorusoside B (2):	CH_3	H	OH	Dig $\xrightarrow{4}$ Glc
corchorusoside C (3):	CH_3	OH	H	Dig $\xrightarrow{4}$ Glc
corchorusoside D (4):	CH_2OH	H	OH	Dig $\xrightarrow{4}$ Glc
corchorusoside E (5):	CH_2OH	OH	H	Boi $\xrightarrow{4}$ Glc $\xrightarrow{6}$ Glc

Dig ; β-D-digitoxopyranosyl
Glc ; β-D-glucopyranosyl
Boi ; β-D-boivinopyranosyl

薬になるものと食べるものは源が同じ

生薬は漢方薬などの製剤を構成する原料のことで、薬用動植物、鉱物の薬用部位を乾燥処理したあと、必要に応じて蒸す、焼くなどの加工処理などの修治（しゅうじ）と呼ばれる伝統的製剤法を施したものです。たとえば、料理でよく使われる香辛料のショウガの根茎はショウキョウ（生姜）やカンキョウ（乾姜）に、ナツメの実はタイソウ（大棗）という生薬になり、葛根湯をはじめとするさまざまな漢方薬に配剤されています。

このような生薬を人類が活用してきた経緯として、人々が日頃から食べてきたものから、何らかの効能を見出して、それが今日まで伝承されています。**生薬は西洋医学に基づいて創られた薬よりも効能は弱いかもしれませんが、何度も食べている（飲んでいる）うちに、穏やかな作用でじっくりと効能が発揮されます。**まさに、「医食同源」であり、薬（医薬品）と食物（食）は同じ源にあるのです。

ところで、医食同源という言葉は中国から伝わったと思っている方も多いのではないでしょうか？　意外と知られていませんが、実は日本で生まれた言葉です。どうして中国から来たかのように思われているのかについては定かではありません。

ただ、中国では、健康維持・増進を目的に食べる人の体調に合わせて食材や生薬を組み合わせてつくる料理を「薬膳」と呼び、古くから伝わっていました。この薬膳をイメージする言葉として医食同源という言葉が、都合がよかったのでしょう。現在では中国でも医食同源という言葉が使われるようになっています。

古代エジプト時代から続くモロヘイヤの歴史

モロヘイヤは、細胞が傷つけられて空気に触れると、粘り気が出て糸をひきます。アフリカ北東部では、オクラとともに大変好んで用いられてきた食材です。また、エジプトを中心とする地域では、葉を細かく刻んで、納豆のように粘り気を出し、スープとして食します。前述のようにモロヘイヤは、**古代エジプト時代から今日まで、中近東地域の人たちの食卓に欠かせない野菜のひとつ**として食べられてきたそうです。

エジプトでは、モロヘイヤは「ムルキーヤ(mulukhiyah)」と呼ばれています。名前の由来として、**昔エジプトの王が病にかかり、医者の処方でモロヘイヤをスープにして飲んだところ全快したことから、「王様の野菜」を意味するムルキーヤと呼ばれるよ**

うになったという説が残されています。また、フィリピンの一部の地域では、モロヘイヤを食べると長生きできるため、**「神の恵みの野菜」と呼ばれている**そうです。

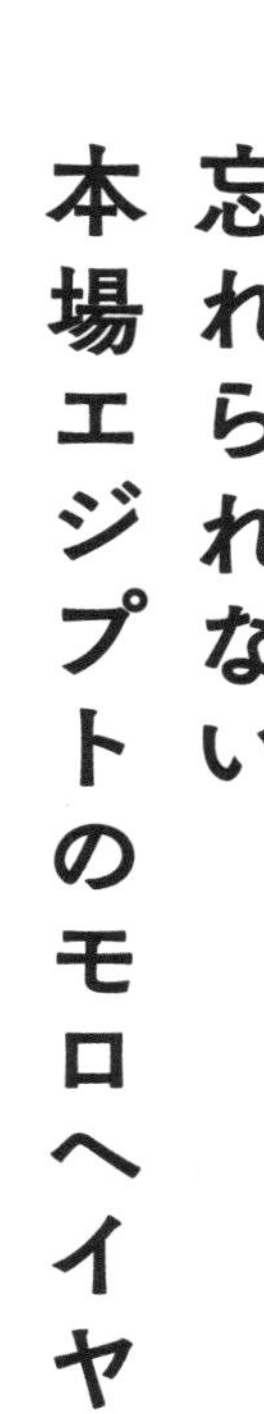

忘れられない本場エジプトのモロヘイヤスープ

モロヘイヤスープはエジプトのモロヘイヤ料理の代表と言えます。街中にある庶民的なレストランでは必ずと言っていいほどモロヘイヤスープが出てきますし、ナイル川を下るクルーズ船のビュッフェでもモロヘイヤスープが出てきました。エジプト人にとってモロヘイヤスープはとてもポピュラーな料理で、日本のみそ汁のような存在ではないかと思います。

私は30年ほど前に初めて食べたモロヘイヤスープの味がいまでも忘れられません。

「こんなにおいしいものなのか！」と感動しました。使われている香辛料が日本と異なるのか、モロヘイヤそのものの味が日本産のものと異なるのかはわかりませんが、なぜかエジプトで食べるモロヘイヤスープはとてもおいしいのです。

もしかしたら、エジプト特有の気候がスープのおいしさを引き立てていたのかもしれません。エジプトには現地の冬にあたる10月から3月に訪れていました。夜は涼しいのですが、日中は非常に気温が上がります。暑いなか、ファラオ生薬の調査で砂漠地帯を動き回り、疲れ果てて、涼しいレストランで熱いスープをいただいたことで、よりおいしく感じられたのでしょう。疲れた体にスープがしみわたり、元気が出ました。そのとき、**「モロヘイヤは素晴らしい野菜だな」**という印象を強く持ちました。

その後、日本でもモロヘイヤスープをいただく機会がありましたが、やはり本場エジプトで食べたモロヘイヤスープが一番です。

エジプトは国土の大部分が乾いた砂漠で、雲ひとつない晴天が続く土地柄なので、太陽光が容赦なく照りつけます。過酷な環境で育ち、とてつもない太陽のエネルギーを吸収しながら育つモロヘイヤには、栄養のエッセンスがぎゅっと濃縮されます。その点も、おいしさの秘密ではないかと考えています。

モロヘイヤが「野菜の王様」と呼ばれる理由

日本にモロヘイヤが本格的に入ってきたのは１９８０年代のことです。女子栄養大学名誉教授で農学博士の吉田企世子氏が、**日本で初めてモロヘイヤの栄養分析をしたところ、β-カロテンは100g当たり1万μg、ビタミンB_2は0・42mgなど、ほうれん草の2倍以上に当たる高い数値**が出たそうです。その後、長野県食品衛生協会が行ったミネラルの分析でも高い数値が出ました。こうした結果が広く知られるようになり、健康野菜として人気が急上昇したことで、「野菜の王様」と呼ばれるようになりました。

モロヘイヤはカロテノイドやビタミン類、ミネラルが非常に豊富な野菜です。たとえば、栄養価が高く健康によいとされるほうれん草、ケール、ニンジン、普段よく食べられているキャベツ、トマト、キュウリなど、ほかの野菜と比較しても、モロヘイヤの栄養価の高さは抜群です。

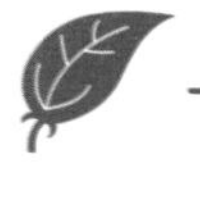

メタボローム解析で見つかった多様な成分

ヒューマン・メタボローム・テクノロジーズ株式会社が最新の解析方法であるメタボローム解析でモロヘイヤの成分を調査したところ、それまで知られていなかった非常に多くの成分が含有されていることが明らかになりました。

メタボローム解析とは、医薬・医療分野で活用されている最新の解析方法で、生体内にどのような代謝物質(成分)が存在しているかを解析するものです。食品に含まれる機能性素材を探索する目的で活用されています。

この調査ではフィリピン産、エジプト産、日本(島根県)産のモロヘイヤを分析しました。検出された成分は、フィリピン産３９７個、エジプト産４０３個、日本産３３１個です。メタボローム解析によって明らかになった成分の主な特徴は次のとおりです。

①ステロイド(植物ステロール)と呼ばれるグループに属する成分が多い

モロヘイヤには、体を穏やかに保つ機能を持つステロイド(植物ステロール)骨格を有する素材が多数含まれていることがわかりました。ステロイドは、アトピー性皮膚炎のときに塗る薬として有名ですが、ここで言うステロイドは医薬品として用いるステロイドとははたらきが異なります。

②たくさんの種類の機能性関与成分を含んでいる

健康の維持や増進に寄与する機能性関与成分も数多く見つかっています。

たとえば、中性脂肪の生成や血糖値の上昇を抑え、記憶の精度を高めるはたらきのあるDHA（ドコサヘキサエン酸）、血圧をサポートするクロロゲン酸が検出されました。

また、ストレスや緊張の緩和、疲労感の軽減などのリラックス効果で知られるγ-アミノ酪酸（GABA）、筋肉をつくる力やスタミナ維持をサポートするロイシンとイソロイシン、睡眠の質の向上に役立つセリン、疲労感を軽減するヒスチジンなど、さまざまなアミノ酸も検出されました。

③ポリフェノール類が多い

さらに、カテキンやレスベラトロール、ルテオリン類縁体など抗酸化作用や抗炎症作用、血流改善、アンチエイジングなど、さまざまな健康効果や美容効果で知られているポリフェノールも多数検出されました。

フィリピン産、エジプト産のモロヘイヤからは、ＥＰＡ（エイコサペンタエン酸）やカカオなど、ごく限られた植物に含まれるアナンダミド（多幸感をもたらす神経伝達物質）も検出されています。

この解析結果により、モロヘイヤは従来知られていたビタミンやミネラル、食物繊維以外に、いわゆる神経や免疫、内分泌に関連する生体機能を調節する成分が豊富に含まれる野菜であることが明らかになったのです。

ただし、同解析では定量分析をしていないため、生体機能の調節にどの程度、寄与できるかまではわかっていません。今後の研究に期待したいところです。

栽培方法で異なるモロヘイヤの抗酸化能やミネラル含有量

甲南大学と株式会社青粒が2021年度に行った共同研究「モロヘイヤ中に含まれる抗酸化物質の評価と栽培地域と部位による比較」で、**モロヘイヤの栽培方法の違いにより、抗酸化能やミネラル含有量が異なる**ことがわかりました。栽培方法は9種類で比較しています（図表4－2）。

これら栽培方法の異なる9種類の国内産モロヘイヤと、フィリピン産のモロヘイヤで抗酸化能の測定値を比較すると図表4－3のようになりました。

グラフを見ると、「地温は上げずに温度を保つシルバーマルチのほうが抗酸化能は上がる」「苗を植えるよりも直まきをするほうが抗酸化能は上がる」という意外な結果

図表4-2 モロヘイヤの栽培方法（9種類）

種類（農地を識別するための記号）	植えた時期	植え方	マルチ[*3]の種類	肥料	畝の有無	種の種類
B-①-1	5月	定植[*1]	黒	牛糞	あり	青粒の種[*5]
B-①-2	5月	定植[*1]	シルバー	牛糞	あり	青粒の種[*5]
B-①-3	5月	定植[*1]	黒	牛糞＋炭	あり	青粒の種[*5]
B-①-4	5月	間隔をあけて直まき[*2]	黒	牛糞＋モロヘイヤ粉末	あり	青粒の種[*5]
B-②	5月	間隔をあけて直まき[*2]	黒	牛糞	あり	青粒の種[*5]
B-③	5月	間隔をあけて直まき[*2]	なし	牛糞	なし	青粒の種[*5]
C-① 摘芯部[*4]	5月	定植[*1]	黒	牛糞	あり	こころ農園の種[*6]
C-① 収穫分	5月	定植[*1]	黒	牛糞	あり	こころ農園の種[*6]
C-② 収穫分	6月	定植[*1]	黒	牛糞	あり	鞍居地区の種[*7]

*1 定植：植物を栽培する最終の場所に植えること。主に植物を苗まで育ててから、畑に移し植えること。
*2 直まき：苗まで育てずに、種を直接畑にまくこと。
*3 マルチ：畑の畝をビニールシートやポリエチレンフィルム、ワラなどで覆うこと。土壌の水分を保つ。ほかにも、地温の調節や、雑草の抑制、乾燥防止、病気予防の効果がある。
*4 摘芯部：摘芯とは、野菜や草花などの植物の生育の際、人為的に先端を切断することにより、枝の数を増加させる栽培方法である。摘芯部とは切断した部分。
*5 青粒の種：株式会社青粒がフィリピンでも使用している種（小林種苗）。
*6 こころ農園の種：こころ農園が使用している種（愛三種苗）。
*7 鞍居地区の種：鞍居ふるさと村づくり協議会が「鞍居ふるさと農園」で使用している種（タキイ種苗）。
出典：前川泰成（2022）「モロヘイヤ中に含まれる抗酸化物質の評価及び栽培方法による比較」

になったことがわかります。マルチは、畑の畝(うね)(植物を栽培するために土を盛り上げること)をビニールシートやポリエチレンフィルム、ワラなどで覆うことです。フィルムマルチには透明、シルバー、黒の種類があり、種類を選ぶことで雑草防除、病害虫防除、地温上昇の抑制といった効果が期待できます。

水溶性抗酸化物質のみの測定実験であること、抗酸化物質の種類の特定は行っていないことなど、比較実験として不足部分があるとはいえ、このような多様な栽培方法での抗酸化能の比較実験は、全国でも例がない貴重なデータとなりました。

また、ミネラル含有量についても、栽培方法の異なる9種類の国内産モロヘイヤと、市販のほうれん草でミネラル含有量を比較しました(図表4－4)。

間隔をあけて直まきで栽培したモロヘイヤで、比較的多くの種類・量のミネラルが測定されています。これは、間隔をあけているため成長しても葉が密集せず、太陽光が全体によく当たり栄養素が多く吸収されたためと考えられます。さらに、同じ直まきでも、マルチや畝なしで栽培したモロヘイヤは全体のミネラル量が多いという結果は意外でした。

図表 4-3 抗酸化能の比較（栽培方法の異なる国内産9種とフィリピン産）

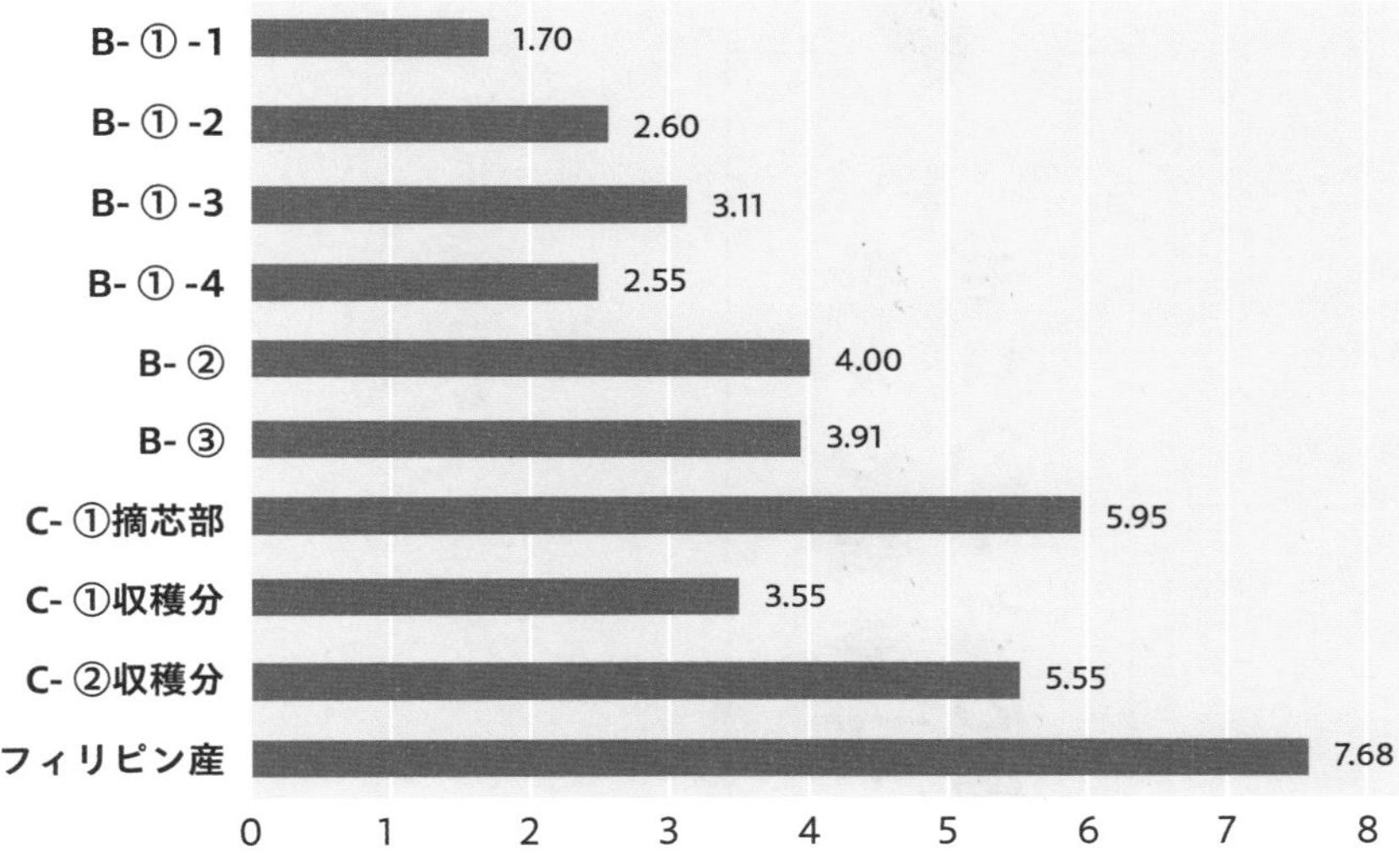

出典：前川泰成（2022）「モロヘイヤ中に含まれる抗酸化物質の評価及び栽培方法による比較」

図表 4-4 ミネラル含有量の比較（栽培方法の異なる国内産9種とほうれん草）

	Ca カルシウム	Fe 鉄	Cu 銅	K カリウム	Mg マグネシウム	Mn マンガン	Na ナトリウム	P リン	S 硫黄	Si ケイ素	Zn 亜鉛
B-①-1	1931.3	13.5	2.1	1952.2	343.3	10.3	1.0	590.9	291.0	15.9	5.5
B-①-2	1926.2	11.7	1.6	2160.3	251.4	9.7	0.8	490.6	299.6	15.4	4.2
B-①-3	1848.9	19.5	1.9	2129.5	293.6	9.9	0.0	43.7	329.4	0.5	6.0
B-①-4	1617.1	14.7	2.2	2511.9	279.3	8.8	0.4	29.7	302.5	0.7	3.6
B-②	1780.5	14.3	0.8	1537.4	307.3	10.1	0.2	0.0	261.5	7.2	3.5
B-③	2355.4	11.5	2.8	2183.8	369.6	12.0	0.2	362.1	337.4	4.9	6.1
C-① 摘芯部	1771.7	14.2	1.0	1805.5	341.8	18.5	0.3	116.9	258.3	5.8	0.9
C-① 収穫分	1771.7	14.3	2.3	2035.0	280.9	15.4	0.1	139.3	324.1	4.3	5.5
C-② 収穫分	1962.8	11.2	1.7	2175.6	338.6	14.6	0.3	99.2	233.8	6.4	4.4
ほうれん草	2171.1	2.2	9.0	1863.5	369.7	3.2	8.4	0.0	227.9	0.8	4.4

試験中含有量が1番多かったもの　含有量が2番目に多かったもの　含有量が3番目に多かったもの
100g当たりの含有量（mg）数値は平均値（小数点以下2桁以下切り捨て）
出典：原將太（2022）「乾燥野菜の生育環境とミネラルの相関」

こちらについても、ミネラルの分布には場所により差異があること、もともとの土壌に含まれる分析を行っていないことなどから、エビデンスとしては不足している点もあります。

しかし、栽培方法の違いによってモロヘイヤの抗酸化能やミネラル含有量に大きな差が生じることが明らかになったのは、とても有意義な研究結果だったと言えると思います。

数々の調査研究でわかった モロヘイヤの健康効果

モロヘイヤの機能性研究では、健康増進作用のある成分がたくさん見つかっています。まずは胃粘膜を保護する「モロヘキシン」と抗炎症作用のある「モロコシド」を紹介します。

●胃粘膜を保護する「モロヘキシン」

モロヘイヤの機能性成分のひとつが、「モロヘキシン」です。モロヘイヤに含まれる機能性成分の研究を行うために、まず、モロヘイヤ粉末を熱水抽出して得られる水性エキスについて検討したところ、モロヘイヤの水性エキスに含まれる多糖体が胃粘膜保護作用を有することがわかりました。

胃粘膜保護作用は、ラットを使った動物実験で明らかになりました。24時間絶食させたラットにモロヘイヤ水性エキスを経口投与するグループ（モロヘイヤ水性エキス投与群）と、水を飲ませるグループ（コントロール群）に分けます。エキス投与群には投与量の異なる3つのグループ（125mg／kg投与グループ、250mg／kg投与グループ、500mg／kg投与グループ）を設定しました。モロヘイヤ水性エキスの投与から1時間後、エタノールを1・5mℓ／匹を経口投与し、その1時間後に胃粘膜の損傷

（潰瘍）の長さ（線状出血性病変）を測定しました。

その結果、モロヘイヤ水性エキス投与群のほうがコントロール群よりも胃粘膜の潰瘍の長さが短く、また、モロヘイヤ水性エキス投与量が多いほど潰瘍の長さが短いことから、モロヘイヤ水性エキスにはエタノール誘発胃粘膜損傷の用量依存的な抑制作用（胃粘膜保護作用）があると判明しました。

次に、モロヘイヤ水性エキスをエタノール沈殿処理して、エタノール可溶部エキスと不溶部を調製しました。水性エキスと同様の実験方法を用いて、ラットにモロヘイヤエタノール可溶部エキスの１２５mg／kgおよび２５０mg／kg、エタノール不溶部粉末の１２５mg／kgおよび２５０mg／kgを投与して、前述と同じ手法でエタノール誘発胃粘膜損傷の抑制率を調べてみました。

すると、水性エキスと同様に胃粘膜損傷を抑制する結果が得られ、とくにエタノール不溶部に強い保護作用が認められました。エタノール不溶部は、抽出分画法からモロヘイヤの水可溶性多糖体分画と判断されました。

これらの結果から、**モロヘイヤ多糖体には胃粘膜保護作用があると判明**しました。

●抗炎症作用のある「モロコシド」

モロヘイヤに含まれる機能性成分について研究を行っていたところ、新たに高度酸化高級脂肪酸（化学名：corchorifatty acid A, B, C, D, E, F）などが含まれていることが判明しました。脂肪酸とは、脂質を構成する重要な成分のことです。そして、さらに研究を進めていくと、この脂肪酸が**体内に産生する過剰な一酸化窒素（NO）を抑制する効果（抗炎症作用）を持つ**という結果が得られました。われわれは、この脂肪酸成分を「モロコシド」と名付けました。

一酸化窒素（NO）とは、血管を拡張させる作用を持つ物質です。血流が速くなると、血管の内側にある細胞がこの一酸化窒素（NO）を産生して放出します。すると、血管の壁の緊張がゆるみ、血管が広がります。このはたらきのおかげで血管をやわらかく保ち、血のめぐりをよくすることができるのです。

ところが、一酸化窒素（NO）を産生する量が増え過ぎると、今度は炎症が起きて肌が赤くなったり、腫れあがったり、かゆくなったりします。花粉症やアトピー性皮膚炎などの炎症が起きるのは、こうした反応が体のなかで起こるからなのです。

モロヘイヤの一酸化窒素（NO）の産生抑制のはたらきを確認するために実証実験を行いました。まず、マウスの腹腔内に存在する、免疫細胞の一種であるマクロファージを取り出し、リポ多糖（LPS）刺激でのNO産生量を測定します。

次に、モロヘイヤから抽出した脂肪酸の溶液を、1、3、10、30、100μM（マイクロモル）の濃度に分け、マクロファージにそれぞれの溶液とリポ多糖刺激を加えていくと、10〜100μMの濃度の溶液にNO産生を抑制する作用が見られることがわかったのです。とくに100μMの濃度の溶液では、55〜60％程度のNO産生を抑制する作用が認められました。

このモロコシド類それぞれの単離収量は0・0005〜0・0017％程度であることから、モロヘイヤの薬効への寄与についてはさらに検討の必要がありますが、モロヘイヤから珍しい構造の脂肪酸成分が見つかり、抗炎症効果に関連したNO産生抑制活性を有することが見出されたことは、創薬的視点から興味の持たれることと考えます。

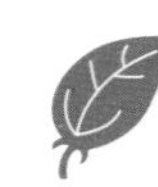

排便回数が1・5倍！　モロヘイヤの便通および腸内環境改善効果

モロヘイヤには、水溶性食物繊維と不溶性食物繊維の両方がバランスよく、豊富に含まれています。そのうち、水溶性食物繊維が便通および腸内環境を改善することがヒトの臨床試験で明らかになりました（図表４－５）。

まず、週の排便回数が３～５回で、普段の食生活で食物繊維が不足していると自覚している健常な日本人成人男女22名を11名ずつの２つのグループに分けました。一方にはモロヘイヤ粒、もう一方にはプラセボ粒（モロヘイヤ粒に似せた効果を示さない粒）をそれぞれ１日30粒ずつ摂取してもらいます。そして、摂取１週間前、摂取１週間後、摂取２週間後の３回に分けて、モロヘイヤ粒を摂取したグループとプラセボ粒を摂取したグループで排便回数や排便量、排便日数を調査・比較しました。すると、**モロヘイヤ粒を摂取したグループで摂取1週間後、摂取2週間後ともに排便回数や排便日数、排便量が増加することが確認されました。**

モロヘイヤにはネバネバ状態を形成する水溶性食物繊維である多糖類が豊富に含まれています。その**水溶性食物繊維の作用により便中の水分量が増加し、排便量が増加した**と考えられます。

また、**腸内環境検査でも、摂取2週間後にモロヘイヤ粒を摂取したグループで、腸のぜん動運動や糞便の排出を促す酪酸および善玉菌の産生量がアップ**しました。便の形状も、摂取1週間前に「普通便」と回答した者が、モロヘイヤ粒を摂取したグループ6名、プラセボ粒を摂取したグループ9名だったのが、摂取2週間後にはそれぞれ10名、7名となりました。つまり、**モロヘイヤ粒を摂取したグループで便の形状が正常化する兆候が見られた**のです。

図表4-5 モロヘイヤ粒摂取による便通の改善

【試験対象】

・排便が週３～５回の健常な成人日本人男女
・普段の食生活で、食物繊維が不足していると自覚する者

【試験方法】

・モロヘイヤ粒摂取グループ11名（男性４名、女性７名）、プラセボ食品摂取グループ11名（男性３名、女性８名）に分け、摂取１週間前、摂取１週間後、摂取２週間後に検査

【試験結果】

	モロヘイヤ粒摂取群			プラセボ群		
排便日数	摂取１週間前	摂取１週間後	摂取２週間後	摂取１週間前	摂取１週間後	摂取２週間後
	3.7日／週	5.3日／週	5.3日／週	4.5日／週	4.2日／週	4.5日／週
排便回数	摂取１週間前	摂取１週間後	摂取２週間後	摂取１週間前	摂取１週間後	摂取２週間後
	3.9回／週	6.0回／週	6.1回／週	4.5回／週	4.4回／週	4.5回／週
排便量	摂取１週間前	摂取１週間後	摂取２週間後	摂取１週間前	摂取１週間後	摂取２週間後
	12.1個／週	18.2個／週	23.0個／週	16.3個／週	15.2個／週	16.5個／週

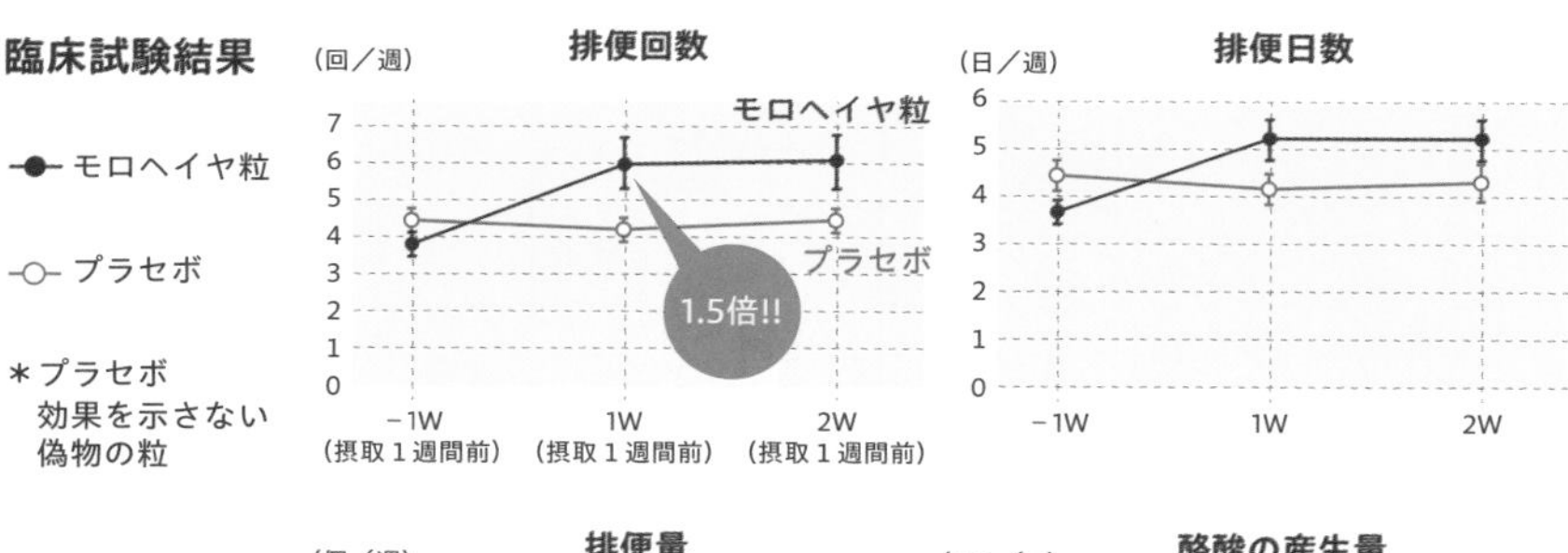

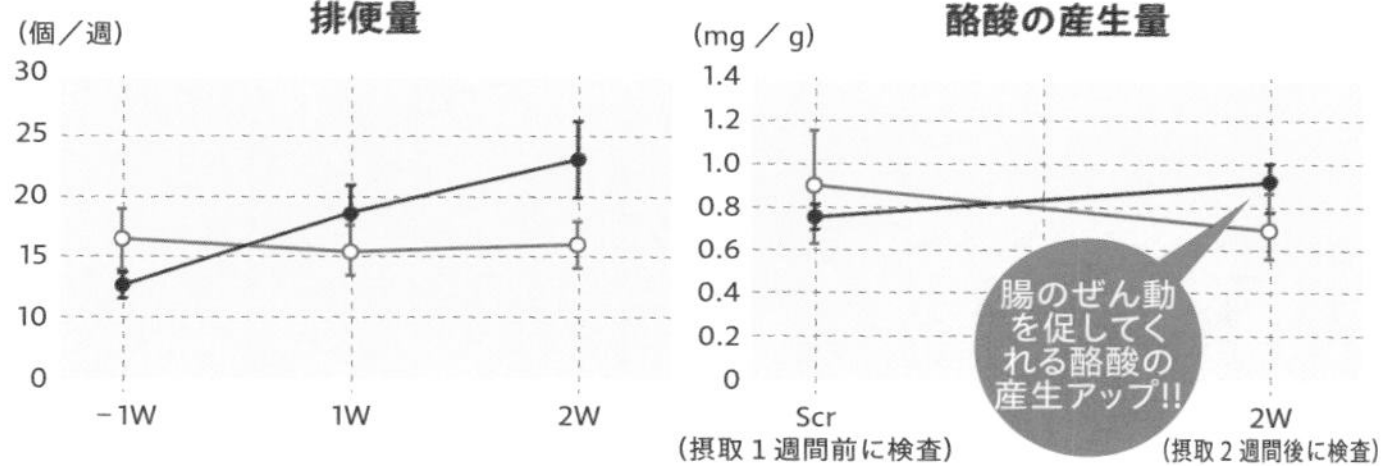

出典：株式会社青粒、株式会社オルトメディコ報告書「被験食品の摂取が健常者の便通および腸内環境に与える影響：ランダム化プラセボ対照二重盲検並行群間比較試験」

したがって、モロヘイヤ粒を摂取したことにより、腸管のぜん動運動や糞便の排出を促す酪酸および善玉菌が増え、便の形状が正常化するうえに便通が改善することが確認されたと考えられます。

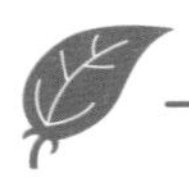

免疫機能をサポートする役割も

モロヘイヤ粒の摂取によって便通や腸内環境に与える影響を検証した臨床試験では、モロヘイヤ粒を摂取したグループで腸のぜん動運動を促す酪酸の産生量がアップしたことがわかりました（図表４－６）。酪酸は、免疫に関与する細胞から分泌される物質、インターロイキンの産生を促すことがほかの研究で明らかになっています。

つまり、**酪酸の産生を介したヒトの免疫機能の調節をサポートする可能性がある**と考えられます。

図表4-6 モロヘイヤ粒摂取による免疫力の上昇

【試験対象】
・日頃から疲れを感じている健常な日本人成人男女22名

【試験方法】
・モロヘイヤ粒摂取グループ11名、プラセボ食品摂取グループ11名に分け、摂取前と摂取4週間後に免疫力検査を実施

【試験結果】
モロヘイヤ粒を飲んだグループでは、免疫力スコアの上昇が確認された。
※免疫力スコアは、免疫力に関するリンパ球の数や機能の測定値をデータベースに基づき数値化。24点満点で0.8以上上昇していれば「効果がある」と言える。

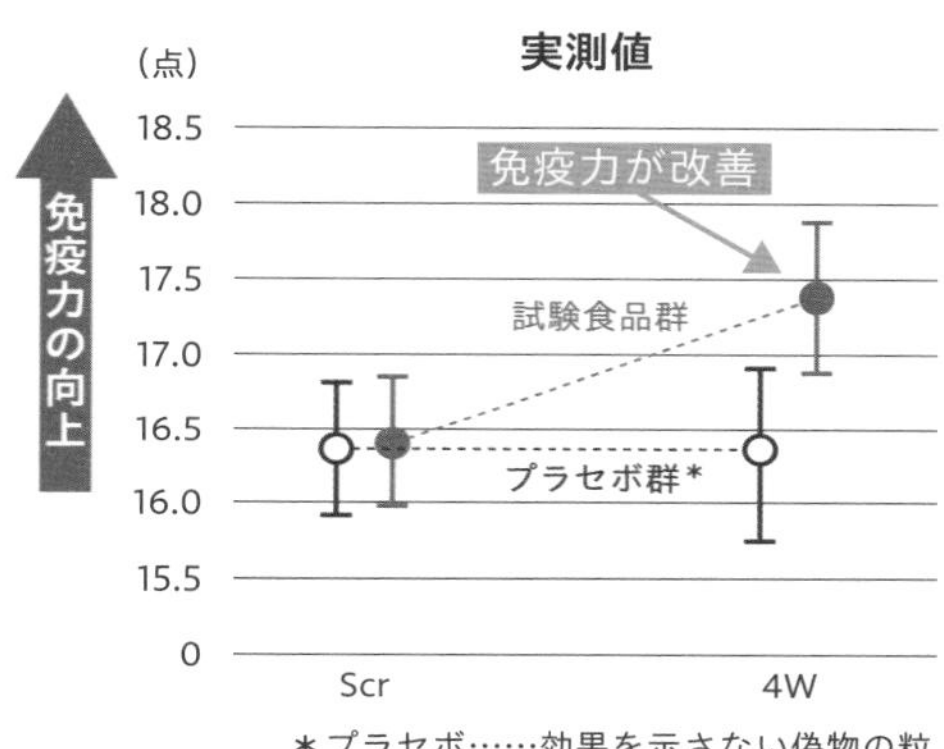

＊プラセボ……効果を示さない偽物の粒

モロヘイヤ粒

年齢	性別	免疫力スコア	
		飲む前	飲んだ後
41歳	女性	17	18
36歳	男性	17	18
59歳	女性	18	20
63歳	男性	18	18
54歳	女性	15	17
50歳	女性	14	15
54歳	男性	16	16
58歳	男性	16	17
61歳	女性	17	18

プラセボ

年齢	性別	免疫力スコア	
		飲む前	飲んだ後
26歳	女性	16	17
58歳	男性	14	14
56歳	男性	16	14
50歳	女性	18	18
65歳	女性	16	16
54歳	男性	17	18
60歳	女性	18	18
51歳	男性	16	16

■＝免疫力が上昇

モロヘイヤ粒を飲んだグループの免疫力スコアが上昇!!

出典：株式会社青粒、株式会社オルトメディコ「モロヘイヤ由来食物繊維含有食品の摂取が健常者の免疫力に及ぼす影響」

健常者でも疲労を感じると炎症性のサイトカイン（免疫系細胞から分泌されるたんぱく質）や酸化ストレスが増加する可能性があり、免疫機能が不安定な状態になると推察されます。そこで、日頃から疲れを感じている健常な日本人成人男女22名を対象に、免疫力に及ぼす影響について検証実験を行いました。

被験者を、モロヘイヤ粒を摂取するグループとプラセボ群の2つに分け、それぞれ4週間服用してもらいました。すると、モロヘイヤ粒を摂取したグループのほうが、摂取前に比べて免疫力スコアが有意に高い値を示したのです。

これは、モロヘイヤ粒を摂取したことによって、腸管のなかで短鎖脂肪酸が産生されたことが要因ではないかと見られています。短鎖脂肪酸とは、腸内細菌が食物繊維やオリゴ糖をエサに生成するものです。短鎖脂肪酸には、腸内を弱酸性の環境にして悪玉菌の増殖を抑制したり、大腸のぜん動運動を促進したり、病原体の侵入を防ぐために腸管のバリア機能を高めたりするはたらきがあります。

とくにモロヘイヤに含まれる水溶性食物繊維は、腸内細菌の栄養源となり、腸管内で短鎖脂肪酸の一種である酪酸を増加させます。**酪酸を介してヒト免疫細胞にはたら**

きかけ、バランス調節に寄与したため、モロヘイヤ粒を摂取した被験者の免疫力のスコアが上がったのだと推察されます。

また、この検証実験には思わぬ副産物もありました。有意差は認められなかったものの、モロヘイヤ粒を摂取したグループの免疫力年齢やＴリンパ球（血液中に存在するリンパ球の60～80％を占める細胞）年齢が低くなることもあわせて確認されたのです。

これは、被験者の体内に炎症を引き起こす因子であるＴＮＦ－αやＲＯＳ（活性酸素種）が多く存在していた可能性があり、モロヘイヤ粒を摂取することによってＴＮＦ－αやＲＯＳの発現が抑制されたことで、免疫力年齢およびＴリンパ球年齢が若返ったのではないかと考えられています。

ほかの緑黄色野菜を圧倒する抗酸化パワー

物質が酸素と結びつく反応のことを「酸化」と言います。酸化は私たちの体内でも日々起こっています。酸化が起こるのは、体内に発生する活性酸素が原因です。活性酸素が著しく増えると、がんや動脈硬化をはじめとするさまざまな病気を引き起こしますが、これらの病気も広義では老化と考えられます。

「抗酸化」とは、体内の活性酸素を減らして酸化を抑えたり、酸化によるダメージを修復したりすることです。この作用の大きさを「抗酸化能」、そのような作用を持つ物質を「抗酸化物質」と呼びます。

モロヘイヤの抗酸化パワーは、ほかの緑黄色野菜と比較して圧倒的に群を抜いています。山梨県総合理工学研究機構が行った「県産野菜の抗酸化活性評価」の研究によれば、一般野菜20種類のなかでモロヘイヤが最も抗酸化活性が高く、２６８５μｍｏｌ／１００ｇだったということです（97ページ図表２－３参照）。

この驚異的な数値は、ビタミンCをはじめ、モロヘイヤに含まれる多くの種類のポリフェノールやカロテノイドを合わせた、総合的な抗酸化力によるものだと考えられます。

また、甲南大学の研究でも、モロヘイヤが高い抗酸化能を持つことが確認されています。活性酸素によって分解される色素（フルオレセイン）に活性酸素を加え、色素が分解される速さを測定できるという特性を活かし、フルオレセインに抗酸化物質を加えることで、分解の速さがどれだけ遅くなるかを測定しました。測定を行ったのは、長崎県産（市販）モロヘイヤ、兵庫県産（市販）モロヘイヤ、兵庫県（上郡町）産モロヘイヤ、フィリピン産モロヘイヤ粉末、エジプト産モロヘイヤ粉末の５種類です。

徐々に測定試料（抗酸化物質）の濃度を高くしていったところ、酸化開始時間に明確な差が生まれたのです。そして、次の3つが確認されました。

①モロヘイヤはほかの野菜と比較しても非常に高い抗酸化能を持つ

②モロヘイヤの抗酸化能は、茎部分は低く葉部分が高い

③フィリピン産およびエジプト産のサンプルは、乾燥後、現地から移送されたにもかかわらず、高い抗酸化能を維持している。つまり、温暖湿潤気候の日本はもとより、高温乾燥する地域での栽培にも適していると推測される

今後もモロヘイヤの高い抗酸化能を証明すべく、さらにサンプル数を増やした調査研究が実施されることが期待されます。

糖化を防いで健康寿命を延ばす 抗糖化作用

体内では、酸化だけでなく「糖化」という現象も起きています。糖化とは、もともと食べ物に含まれるたんぱく質と糖が結びつき、茶色くなったり、かたくなったりする現象のことです。１９１２年にフランスの科学者ルイ・カミーユ・マヤールがこの現象を発見したことから、「メイラード反応」とも呼ばれます（マヤールの英語読みがメイラード）。

たとえば、ホットケーキやクッキーなどを思い浮かべてください。こんがり焼くと、香ばしくよい香りがするでしょう。あれは、たんぱく質と糖が結びついた結果、起こる反応なのです。

糖は体内でブドウ糖に変わり、生命を維持するのに欠かせない物質です。しかし、過剰にとり過ぎて代謝しきれずに余ったブドウ糖や果糖は、体内のたんぱく質と反応してＡＧＥｓ（最終糖化産物）という老化物質を生み出します。これが体のあちこちに蓄積すると、さまざまな老化現象が起きるのです。たとえば、皮膚の真皮層に蓄積すると肌の弾力が失われ、たるみやしわの原因となります。血管に溜まると動脈硬化などの血管障害、骨に溜まると骨粗しょう症の原因になります。

このような、**糖化反応によるＡＧＥｓの生成や蓄積による体へのダメージのことを「糖化ストレス」と呼びます。**いつまでも健康で暮らすためにも、糖化を抑制する食品を選び、糖化ストレスを軽減することが重要だと言えるでしょう。

２０１１年４月に設置された同志社大学の「糖化ストレス研究センター」の研究によると、さまざまな食品で糖化反応を抑制する素材が見つかっているそうです。同センターが茶や野菜、発酵食品、フルーツなど５２４種類以上の食品サンプルを収集して抗糖化活性を持つものを調査したところ、玄米茶や紅茶、豆味噌、赤ワイン、ライム、かりんなどに高い抗糖化作用があることがわかりました。**野菜・ハーブのなかではモロヘイヤが堂々の第1位。**それ以外にも、フキノトウや新生姜、ローズマリー、サニーレタスなどに高い抗糖化作用があることがわかっています。

同研究センターの研究では、ほかにも野菜のサンプルのうち9割に抗糖化活性があること、とくに**緑色の濃い葉野菜に抗糖化活性のはたらきが強いことがわかっています。**また、ポリフェノールが多く含まれる植物群にはＡＧＥｓの生成を抑制したり、ＡＧＥｓの分解・排出を促進する作用を持つことなどもわかってきたそうです。具体的にポリフェノールが抗糖化にどのように関係しているのかについては今後の研究が待たれます。

抗アレルギー作用を持つ成分も見つかった

近年はアトピー性皮膚炎や気管支ぜんそく、花粉症などのアレルギー疾患の患者数が急増しており、国民の約半数が何らかのアレルギー疾患を持っているのではないかと推測されています。アレルギーは発症のメカニズムによって、4つの型に分類されています(図表4－7)。

アトピー性皮膚炎や花粉症、じんましんなどの症状に見られるくしゃみ、鼻水、鼻づまり、かゆみ、赤身などの症状は、「ヒスタミン」という化学伝達物質が引き起こすものです。

ヒスタミンは、皮膚や粘膜、肺、気管支などに多く分布する「マスト細胞(白血球の

図表4-7 アレルギー発症のメカニズム

	特徴	主な疾患
I型	アレルゲンが体内に侵入すると大量につくられるIgE抗体が関係するもので、比較的短時間で症状があらわれる	アトピー性皮膚炎 気管支ぜんそく 花粉症 じんましん　など
II型	自分自身の細胞を異物と認識してしまい、自分の細胞を攻撃することによって起こる	自己免疫性溶血性貧血 血小板減少症 薬剤アレルギー　など
III型	免疫複合体が腎臓や肺など、特定の場所の組織に沈着して炎症を起こす	関節リウマチ 血清病 アレルギー性気管支炎　など
IV型	抗原などにより刺激を受けたリンパ球が放出する物質であるリンフォカインが細胞性免疫の反応を促進する	アレルギー性接触性皮膚炎 臓器移植の拒否反応 ウイルス免疫　など

ひとつ）」という細胞に存在する化学伝達物質です。さまざまな生理的な作用を生じさせるもので、たとえば、毛細血管に作用すると毛細血管が拡張して血管から細胞成分や血しょう成分（水分）が漏れ出しやすくなります。すると、皮膚が炎症を起こして腫れたり赤くなったりします。また、鼻粘膜に作用すると鼻水や鼻づまりが生じます。

花粉やほこりなどのアレルゲンが体内に侵入する、ハチにさされる、アレルゲンに接触するなどして、マスト細胞が何らかの刺激を受けると、細胞内のヒスタミンが細胞の外に放出され、さまざまな症状を引き起こすのです。

われわれが行った研究では、I型アレルギーの病態を持つラットにモロヘイヤ抽出エキスを経口投与したところ、受身皮膚アナフィラキシー反応に対する抑制作用が認められました。つまり、モロヘイヤがI型アレルギーに有効である可能性が示唆されたのです。

また、モロヘイヤの抽出エキスから、既知のメガスチグマン配糖体のロセオシドと3種の新規メガスチグマン配糖体(化学名：corchoionoside A, B, C)を単離して構造を解明するとともに、ラット腹腔浸出細胞(PEC)からの抗原抗体反応によるヒスタミンの遊離抑制作用のあることが判明しました。

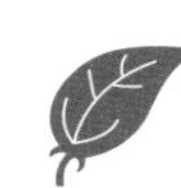

高血圧を防止する血圧上昇抑制作用

高血圧とは、収縮期血圧が140ミリエイチジー以上、拡張期血圧が90ミリエイチジー以上の状態を言います。高血圧は動脈硬化や脳卒中、心筋梗塞などを引き起こす原因となるものです。

日本人の高血圧の大半は原因の特定できない本態性高血圧症と呼ばれるもので、ストレスや運動不足、飲酒、肥満など数々の要因が複雑に絡み合って起こります。血圧は多少高くなっても自覚症状がほとんどありません。しかし、血管の壁には常に高い圧力がかかり続けているため、血管の壁が次第に厚く、かたくなり、弾力が失われていきます。すると、血管の内部はますます狭くなり、心筋梗塞や心不全、脳梗塞や脳出血などさまざまな病気を引き起こします。

モロヘイヤには、高血圧の抑制作用があることがわかっています。東京家政大学栄養生化学の木元幸一氏(のちに同大学学長)は、モロヘイヤの抽出液中には血圧を上げる作用のあるホルモンをつくるために必要なアンジオテンシン変換酵素(ＡＣＥ)を阻害することにより、降圧作用を起こす物質があることを見出しました。

木元氏の論文によれば、モロヘイヤ抽出液を乾燥させて固めたあと水に溶解して、ＡＣＥ阻害活性成分を分離したところ、ニコチアナミンという物質が見出されたと言います。ニコチアナミンはさまざまな植物に含まれますが、モロヘイヤにはとくに多く含まれるという研究者もいます。

また、ＡＣＥを50％阻害するのに必要なモロヘイヤの濃度を測定した研究もあります。滋賀農業試験所の荒川氏らの研究グループでは、モロヘイヤ生葉と乾燥粉末を使用し、それぞれの抽出液をつくってＡＣＥ阻害活性を比較しました。すると、モロヘイヤのIC50(酵素活性阻害率が50％のときの酵素反応液1㎖中のモロヘイヤの㎎数)は、生葉では7・27㎎／㎖、乾燥粉末では何も処理をしていないものが1・15㎎／

㎖、0・5%アスコルビン酸ナトリウム液処理したものが1・86㎎／㎖、ブランチング（短時間加熱したのちに冷却）処理を30秒間したものが2・97㎎／㎖となったそうです。つまり、無処理の乾燥粉末は生葉の6倍以上ものACE阻害作用があることがわかったのです。

主なACE阻害物質としては、ペプチドやフラボノイド、ポリフェノールがあります。モロヘイヤについては何がACE阻害物質であるかはまだ突き止められていないものの、ブランチング処理によって阻害活性が低下したことから、低分子の水溶性物質がかなり関与しているということです。

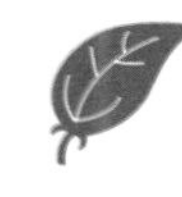

血糖値上昇を抑制する抗糖尿病作用

世界最古と言われるエジプト天然薬物のなかで糖尿病や肥満を予防する物質を調べていたところ、モロヘイヤにも抗糖尿病作用が認められました。

この作用について、東京農業大学応用生物科学部の印南敏氏らの研究グループが行った動物実験とヒトでの臨床試験をした研究があります。

ラットの試験では、モロヘイヤから水溶性食物繊維を抽出した溶液とブドウ糖溶液を飲ませたグループと、ブドウ糖溶液のみを飲ませたグループをつくり、血糖値の上昇度合いを比較しました。モロヘイヤの抽出溶液を飲ませたグループのほうの食後血糖値の上昇は、ブドウ糖溶液のみを飲ませたグループに比べて有意に抑制されたそうです。

また、ヒトの試験でも同様の結果が得られました。若年成人男性がモロヘイヤ乾燥粉末を混ぜたジュースをブドウ糖とともに摂取したところ、ブドウ糖のみ摂取したグループに比べて食後血糖値の上昇が有意に抑制されました。

含有ポリフェノールが糖・脂質代謝や肥満にも関連

抗肥満作用についても、実証実験を行ったデータがあります。島根大学医学部と島根県産業技術センターの共同研究では、モロヘイヤに含まれるポリフェノールの一種、フラボノイドが糖・脂質代謝と肥満への効果があるかどうかをマウスで調べています。

まず、ＬＤＬ受容体（動脈硬化を促進するＬＤＬに結合して細胞内に取り込むたんぱく質）を欠損させたマウスを、高脂肪食とともにモロヘイヤ葉粉末を摂取するグループと高脂肪食のみを摂取するグループ（コントロール群）に分けました。そして、8週間後に臓器の重量や体重、血液検査を行いました。

すると、臓器の重量については、モロヘイヤ葉粉末を摂取したグループで肝臓と副睾丸周辺の脂肪組織の重量がコントロール群より有意に少ない結果となりました。また、体重増加の度合いや糖・脂質代謝、肝臓での中性脂肪の蓄積についても、コントロール群に比べてモロヘイヤ葉粉末を摂取したグループのほうが低く抑えられていました。

これは、モロヘイヤ葉に含まれるフラボノイドなどの酸化ストレス抑制成分が、脂肪酸の代謝の活性化を助けていたことが要因であると考えられるそうです。モロヘイヤ葉粉末には、脂質の高い食事による体重増加を有意に抑え、肥満予防や糖・脂質代謝異常の改善効果もあることが明らかとなりました。

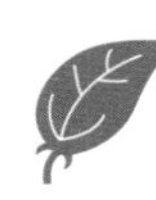

種子とさや、双葉を食べなければ大丈夫

ジャガイモの幼芽の部分や未成熟の青いトマト、青梅などのように、私たちの身近にあって日頃からよく食べている野菜でも、未成熟の部位において一時的に毒性（植物性自然毒）を発現する食べ物があります。モロヘイヤもそういった毒性を持つ野菜のひとつです。

冒頭で１９９６年にモロヘイヤの種子を食べた牛が中毒死した話をしましたが、これはモロヘイヤの成熟種子に含まれている強心配糖体が原因でした。

●強心配糖体は心臓の薬にもなる成分

強心配糖体は、心収縮力増強薬として、うっ血性心不全の治療に用いられているものです。1775年にイギリスの医師ウィリアム・ウィザリングが臨床試験で「ジギタリス」という植物に顕著な強心作用があると発見したことをきっかけに、医療に使われるようになりました。

強心配糖体は、心臓疾患を抱えている方にとって救いの神のような存在です。ただし、使い方を間違えると不整脈や嘔吐、精神神経症状(不眠、幻覚、頭痛、疲労感)などの副作用が起こることがあるそうです。

●内閣府の報告「市販のモロヘイヤ食品に強心配糖体は検出されない」

モロヘイヤの強心配糖体について、内閣府食品安全委員会のオフィシャルブログ「今が旬のモロヘイヤ」では、次のような見解を示しています。

「モロヘイヤの強心配糖体は、成熟した種子に最も多く含まれるほか、成熟種子のさや、成熟過程にある種子、発芽からしばらくの間の若葉などにも含まれますが、収穫期の葉、茎、根、並びにつぼみ発生期の葉、茎、根、つぼみには含まれないことが報告されています。また、野菜として市販されているモロヘイヤ、モロヘイヤ健康食品、モロヘイヤ茶などについても、強心配糖体は検出されないとの報告があります」

つまり、モロヘイヤで強心配糖体が含まれるのは成熟した種子やさや、成熟過程にある種子、発芽からしばらくの間の若葉(双葉)などであり、**収穫期以降の葉や茎、根、つぼみ発生期のつぼみには含まれない**ということです。

モロヘイヤの強心配糖体に関する2つの研究結果

●モロヘイヤ種子の含有成分

牛の中毒死事件をきっかけにモロヘイヤの安全性が問題となったことから、事件の2年後の1998年、京都薬科大学生薬学教室を中心とする研究チームがモロヘイヤ種子の含有成分を調査しました。

その結果、モロヘイヤ種子から既知のオリトリサイド(olitoriside)などの強心配糖体6種のほかに、「コーコルソサイド」と命名した新規強心配糖体5種(化学名：corchorusoside A, B, C, D, E)を単離し、構造決定しました。

モロヘイヤの種子抽出エキスや配糖体分画、強心配糖体成分には、いずれにも強心活性の指標となるナトリウム・カリウムATPアーゼの阻害作用が認められ、モロヘイヤの強心配糖体成分のいずれにもジギタリスのジギトキシン(digitoxin)やストロファンツスのウワバイン(ouabain)と同程度の阻害活性を有することが明らかになりました。

また、モルモット摘出左心房の収縮作用を測定したところ、モロヘイヤの種子抽出エキスや配糖体分画、主たる強心配糖体成分であるオリトリサイドには、強い強心活性が認められました。さらに、マウスに投与した急性毒性試験において、腹腔内投与では強い毒性を示したものの、経口投与ではエキスや分画で２０００㎎／kg、オリトリサイドで５００㎎／kgまでの用量で死亡例は観察されませんでした。

牛が死亡したのにマウスが死亡しなかったのは、胃のつくりに違いがあるからだと考えられます。牛は胃が４つあり、食べたものがその４つの胃のあいだを行ったり来たりするうちにいろいろなところから栄養素を吸収します。その分、成分も吸収しやすくなり、強心配糖体を含んだモロヘイヤの種子やさやを食べて中毒死したのです。

一方、マウスは人間と同じで胃はひとつしかありません。また、種子はかたい皮で守られており、含有されている成分が簡単には吸収されません。ゴマはすり潰さないと油が出てこないのと同じです。口から食べた種子は胃腸を通って便として排出されるだけなので、死亡しなかったのだと考えられます。

当時の調査では、モロヘイヤの種子の部分に1%ほどの強心配糖体が含まれているものの、ほかの部位にはほとんど含まれていないことをあわせて確認しました。さらに、種子の強心配糖体は発芽して成長するにつれて急速に消失することもわかったのです。

つまり、**モロヘイヤの種子には既存の強心配糖体と同じ程度の強心作用があるものの、経口摂取しても毒性はほとんどないことが明らかになりました。**また、発芽過程で強心配糖体成分は減少・消失するため、**食用に供されるモロヘイヤの安全性が示された**と言えます。

●成育過程におけるストロファンチジン含量の変化

モロヘイヤに含まれる強心配糖体のひとつ、ストロファンチジンは生育過程でいつ、どの部位にどれくらいの量が存在するのかを調べた論文があります。三重県科学技術振興センター保健環境研究部（現：三重県保健環境研究所）では、モロヘイヤの生育過程におけるストロファンチジン含量の変化を調べています（図表4－8）。

種子の発芽から収穫期までは、ストロファンチジンは種子に最も多く含まれていますが、発芽過程で急速に消失し、双葉が出てくる頃には激減しています。一方、発芽直後の双葉には多く含まれていることもわかります。葉が6枚になる頃までは葉や茎から微量のストロファンチジンが検出されるものの、収穫期からつぼみができる時期までは葉、茎、根のいずれも検出限界値以下になるため、安心して食べられます。

さやができる頃から種子ができるまでは、つぼみの頃までは問題ありませんが、花が終わってさやができる頃からは、再びストロファンチジンの含量が増え始めます。さやができて5日ほどは検出されないものの、それ以降に急速に増え、さやの色が緑色か

図表4-8 成育過程におけるストロファンチジン含量

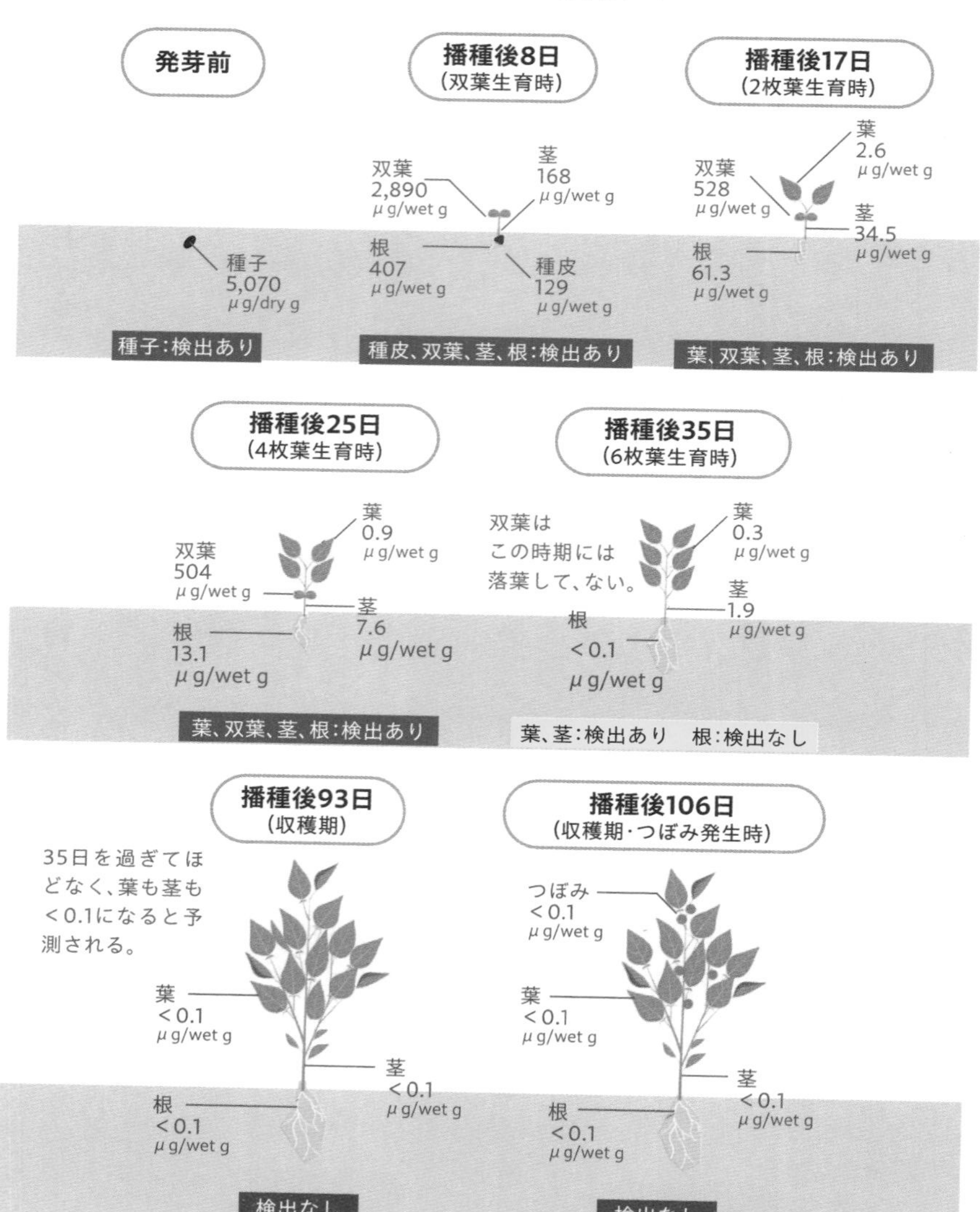

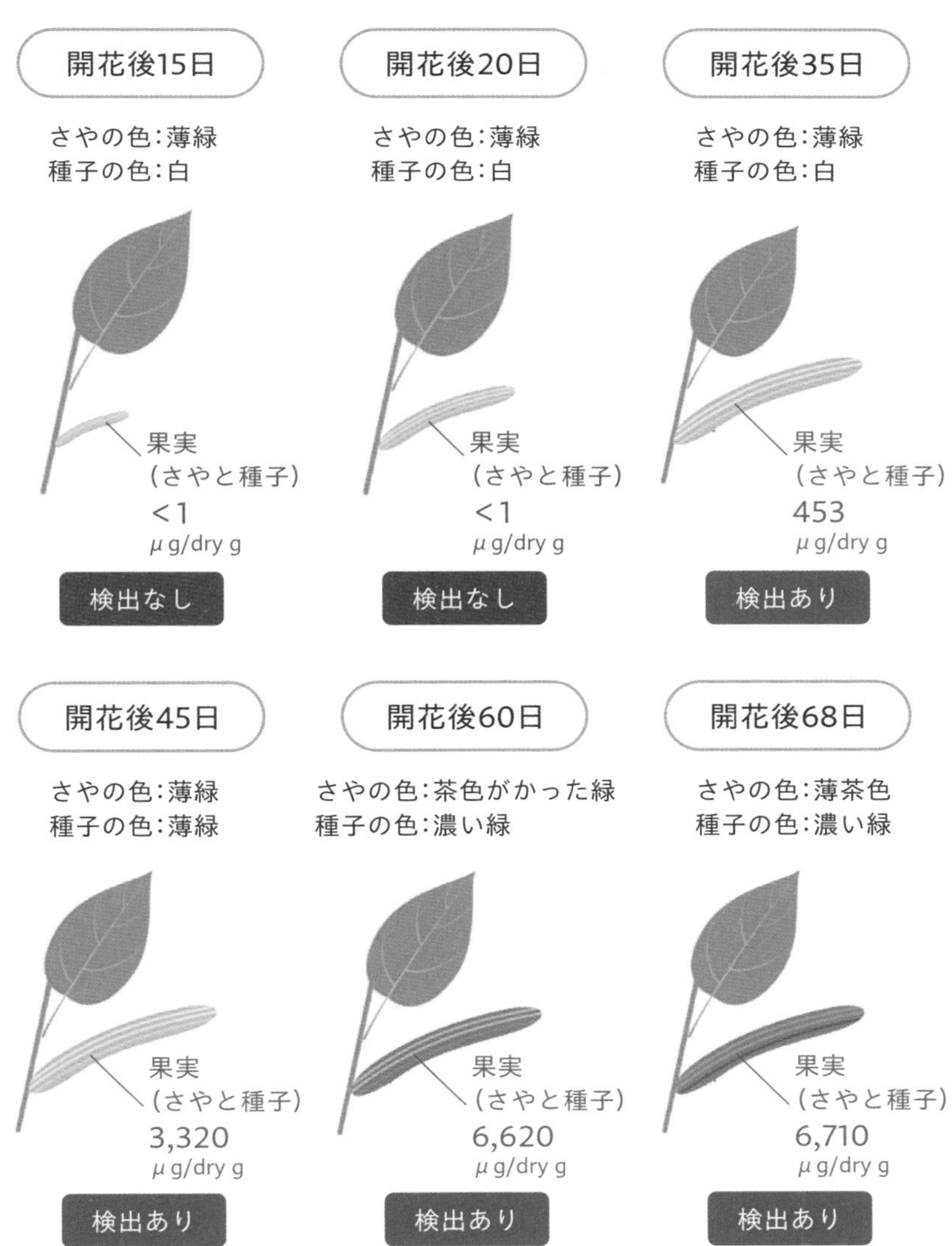

出典：三重県科学技術振興センター保健環境研究部（日本食品化学学会誌）「モロヘイヤ（Corchorus olitorius）の生育過程におけるストロファンチジン配糖体及びジギトキシゲニン配糖体の消長」をもとに作成

ら茶色に変化する頃から種子と同じくらいの含量になります。

さやの外見からは、ストロファンチジンの含量はわかりません。市販されている野菜のモロヘイヤやモロヘイヤを使った健康茶・健康食品には種子やさやの部分は含まれていないため安心して食べられますが、**家庭菜園で育てたモロヘイヤの場合は種子やさやを取り除いて食べるようにしましょう。**

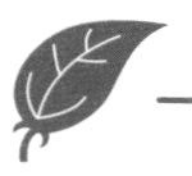

日々の生活にもっとモロヘイヤを！

私たちはこれまで数々の薬効のある食品の研究を行ってきました。モロヘイヤの最も優れているところは、**「栄養価が非常に高く、食べてもおいしいこと」**だと思います。

たとえば、カテキンは抗ウイルス・抗菌作用などがあり、体にいいことが知られていますが、カテキンが多ければいいかというと、必ずしもそうとは言えません。カテキンを非常に多く含むインド産の緑茶を飲んだことがありますが、渋くて非常に飲みづらかったことを覚えています。論語にある「過ぎたるは及ばざるが如し」のように、**中庸が大事であることは食品でも医薬品でも同じ**だと思います。

理想は、**体にいい成分がちょうどいい塩梅に入っていて、味を楽しめる**ことです。ここまで見てきたとおり、モロヘイヤは体に穏やかに作用する成分が入っていて、おいしいからこそ毎日無理なく食べ続けることができます。

また、モロヘイヤを大量に食べたところで副作用が起こることはありません。便通改善で知られる生薬にはセンナやダイオウといったものがありますが、これらはいったん飲み始めると、飲み続けなければ大腸がはたらかなくなるといった副作用がありきます。センナやダイオウを飲んでいるうちはきちんと排便があるのですが、飲むのをやめてしまうと便が出にくくなります。一方、**モロヘイヤは薬ではないため、副作用の心配はありません。**

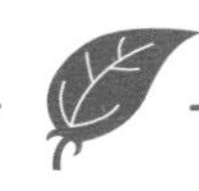

モロヘイヤは上薬に相当する

中国最古の薬物書『神農本草経』によれば、薬は薬効の違いによって、「上薬」「中薬」「下薬」の3つに分けられるそうです。

「上薬」とは、穏やかに作用して生命を養う薬（養命薬）のことです。無毒なので長期にわたり大量に服用しても問題ないとされています。

「中薬」とは、滋養強壮薬的な役割や、虚弱体質を改善する役割を持つ薬（養性薬）のことです。使い方次第では有毒となる場合があるので注意が必要とされています。

「下薬」とは、「お腹が痛い」「発熱した」などの体調不良が起きたときに対症療法的に飲む薬（治病薬）のことです。毒性が強いので長期にわたる服用は避けたほうがいいと言われています。

この考え方に照らしてみれば、モロヘイヤは「上薬」に相当するのではないかと考えます。**上薬はまたの名を「君薬（薬の王様）」と言いますが、「野菜の王様」と呼ばれるモロヘイヤにぴったりだと思います。**

ただ、上薬に含まれる有効成分を証明するのは、科学技術の発達した現代でも難しいものです。かの有名な朝鮮人参も、最初はなかなか有効成分がわかりませんでした。モロヘイヤの有効成分に関するエビデンスも、まだまだ足りません。有効成分を解明する研究は非常に大変だと思いますが、研究者の一人としてこれからの研究の進展を楽しみにしています。

モロヘイヤを食べて腸から健康を手に入れよう

モロヘイヤは、ネバネバ成分である粘質多糖体を非常に多く含んでいます。粘質多糖体には、血中コレステロール値の上昇抑制・減少、血糖値の上昇抑制など数々の作用があることが知られています。そのなかに便通改善効果もあります。**モロヘイヤを食べると腸内で酪酸が増え、排便頻度や排便量が増えることが試験結果で明らかになっています。**マウス実験でも同様の報告はありましたが、ヒトで確認できたことが非常に大事なことだと思います。

また、モロヘイヤには腸管内での中鎖脂肪酸の産生を増やして免疫機能の向上性を維持したというデータもあります。つまり、**モロヘイヤが免疫機能の向上に役に立っ**

ているということです。

細菌やウイルスなどの外敵から私たちの体を守ってくれるのが免疫力です。その免疫に重要な役割を果たす免疫細胞の7割は腸に集中していると言われています。そのため、腸内環境を良好に保つことで免疫力アップの効果が期待できると言えるでしょう。モロヘイヤには、腸内環境を整えるサポート役を担ってくれることが期待できます。

そのため、読者のみなさんにはぜひ、健康維持のためにモロヘイヤを積極的に食べていただきたいと思います。人間の体は口から肛門まで一本の消化管でつながっているチューブのようなものです。心臓や肝臓など大事な臓器はほかにもありますが、いつまでも元気に長生きするためには消化管の健康にも気を配るようにしましょう。

ぜひ、日々の食生活にモロヘイヤを積極的に取り入れて、健康維持に努めていただきたいと思います。

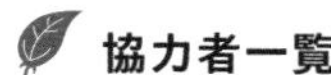

協力者一覧

装丁・本文デザイン	bookwall
本文DTP	荒 好見
本文イラスト	さかたともみ
編集協力	雨宮あゆ実
	大澤美恵
	塩澤雄二
	一般社団法人みんなのフードポリシー
校正・校閲	株式会社RUHIA

［著者略歴］

内藤裕二（ないとう・ゆうじ）

京都府立医科大学大学院教授。医学博士。1983年京都府立医科大学卒業。米国ルイジアナ州立大学医学部客員教授、京都府立医科大学准教授などを経て、2021年から現職。腸活とアンチエイジング医学の第一人者。専門は消化器病学、消化器内視鏡学、抗加齢医学、腸内細菌叢。『酪酸菌を増やせば健康・長寿になれる』（あさ出版）、『すごい腸とざんねんな脳』（総合法令出版）など著書多数。

平井美穂（ひらい・みほ）

平井外科胃腸科クリニック管理栄養士。食物栄養学修士。神戸女学院大学卒業後、兵庫栄養調理製菓専門学校にて栄養と調理を学び、2008年武庫川女子大学大学院生活環境学研究科食物栄養学専攻修士課程修了。医療機関における栄養指導、講演、料理講習、レシピ提案などを行う。共著書に『新版 透析食を楽しく作るおいしく食べる』（旭屋出版）がある。

吉川雅之（よしかわ・まさゆき）

京都薬科大学名誉教授。薬学博士。1976年大阪大学大学院薬学研究科薬品化学博士課程修了。大阪大学薬学部助教授、米国ハーバード大学留学、京都薬科大学教授などを経て、2013年より現職。専門は生薬学、天然物化学、食品薬学、漢方薬学。受賞歴に「平成18年度日本薬学会学術貢献賞」「平成22年度日本生薬学会学会賞」などがある。

腸活（ちょうかつ）するならモロヘイヤを食（た）べなさい

2023年4月21日　初版発行

著　者　内藤裕二／平井美穂／吉川雅之

発行者　小早川幸一郎

発　行　株式会社クロスメディア・パブリッシング
〒151-0051 東京都渋谷区千駄ヶ谷4-20-3 東栄神宮外苑ビル
https://www.cm-publishing.co.jp
◎本の内容に関するお問い合わせ先：TEL（03）5413-3140／FAX（03）5413-3141

発　売　株式会社インプレス
〒101-0051 東京都千代田区神田神保町一丁目105番地
◎乱丁本・落丁本などのお問い合わせ先：FAX（03）6837-5023
service@impress.co.jp
※古書店で購入されたものについてはお取り替えできません

印刷・製本　株式会社シナノ

　ISBN978-4-295-40820-8　C0077